托幼园所卫生保健工作

实用手册

武长育 栾琳 编著

U0239274

中国农业出版社

图书在版编目（CIP）数据

托幼园所卫生保健工作实用手册/武长育，栾琳编
著 . —北京：中国农业出版社，2013.4（2023.8 重印）
ISBN 978 - 7 - 109 - 17658 - 4

Ⅰ.①托…　Ⅱ.①武…②栾…　Ⅲ.①幼儿园-卫生
保健-手册　Ⅳ.①R175 - 62

中国版本图书馆 CIP 数据核字（2013）第 037051 号

中国农业出版社出版
（北京市朝阳区农展馆北路 2 号）
（邮政编码 100125）
责任编辑　张　志　黎春花

北京通州皇家印刷厂印刷　新华书店北京发行所发行
2013 年 5 月第 1 版　2023 年 8 月北京第 6 次印刷

开本：787mm×1092mm　1/16　印张：8
字数：150 千字
定价：30.00 元
（凡本版图书出现印刷、装订错误，请向出版社发行部调换）

　　读万卷书不如行万里路，行万里路不如阅人无数。古代名家的作品都有显著的个人风格，例如李白、杜甫等。文如其人。作品能够反映人品，而人品又会融入到作品之中。武长育大夫从事托幼园所卫生保健工作很多年，做人真诚，做事科学严谨，对细节一丝不苟，其作品处处体现严谨、科学和实用的工作作风；栾琳老师在幼儿园管理中对卫生保健工作的重视和细节落实，体现了一个幼教工作者的良好素养。幼儿生命之脆弱，需要幼教工作者像呵护自己的孩子一样，用心呵护所有的孩子。这样，家长才能心安，教育才能落实，社会才能稳步发展。

　　老吾老以及人之老，幼吾幼以及人之幼。这本书所体现出的细腻关爱和实用技能，一定会对幼儿园和家庭幼儿卫生保健有所裨益。

美国学前教育博士、幼教专家　蔡伟忠

2013 年 4 月 20 日

目 录

第一章

托幼园所卫生保健工作职责与内容

托幼园所是儿童集体生活、活动、学习的场所，人员比较密集，且年龄低幼、身体组织各系统发育尚不完善，所以也是各类疾病易形成交叉感染的易感人群集中的场所。儿童这个特殊的群体，如果稍不谨慎，极易造成疾病、意外等情况发生，而每个儿童的安危紧紧关联着每个家庭生活的安稳。因此，卫生、安全等保健工作在托幼园所有着极其特殊的重要性。

一、托幼园所卫生保健人员的上岗要求

托幼园所应根据本园的规模及接收儿童的数量设立相应规模的保健室，并配备相应专业的卫生保健人员。卫生保健人员的配比，一般要求150名幼儿至少配备一名专职保健人员，150名以下的，应当配备专职或兼职卫生保健人员。

托幼园所卫生保健人员应符合相应的上岗要求，其中医生或护士应取得卫生行政部门颁发的《医师执业证书》或《护士执业证书》。保健员应当具有高中以上学历，并经过卫生保健专业知识培训，具备托幼机构卫生保健基础知识，掌握卫生消毒、传染病管理和营养膳食管理等技能。

北京市要求托幼园所保健人员，应取得《北京市托儿所、幼儿园保健人员岗位培训合格证》，持证上岗。所有托幼园所保健人员，应当按时参加妇幼保健机构召开的工作例会，定期接受当地妇幼保健机构组织的卫生保健知识培训。

二、托幼园所卫生保健工作人员的职责与评价

(一)职责

托幼园所保健人员应对本园所，全体在职人员进行卫生知识宣传教育，并对疾病预防、卫生消毒、膳食营养、食品卫生、教学卫生、饮水如厕卫生等方面进行具体指导，做到有计划、有目的地深入班级实际，检查指导卫生保健工作。

(二)评价

1. 卫生保健制度：各项制度健全，做到切实落实，工作细致有序，各项工作按时高质完成。

2. 接受指导：卫生保健业务工作，接受保健院、疾病防控中心、教委卫生科等部门指导。

3. 卫生保健的工作计划、总结：卫生保健工作要制定切合本园实际情况的工作计划，并有具体措施，能在园内贯彻落实。要详细记录计划执行和监督指导情况，并进行工作总结。

4. 卫生保健工作实际效果，即完成工作指标情况：

（1）幼儿、教师体检率，幼儿新发生龋齿率，龋齿矫治率，视力异常矫治率，卫生消毒达标率等。

（2）儿童健康状况：体格发育增长合格率，儿童贫血、营养不良患病率，肥胖发生率，传染病发病率，龋患率，视力不良率，病假率，安全事故（事故发生）率。

（3）家长对卫生保健工作的评价。

（三）具体工作内容

托幼园所卫生保健工作内容如下所述。

1. 幼儿一日生活安排： 应根据不同年龄儿童特点，建立科学、合理的一日生活制度，并进行生活护理各环节指导，检查落实情况。

2. 营养膳食管理： 为儿童提供合理的膳食，科学制订食谱，开展膳食调查与分析，指导班级进餐护理，检查班级进餐情况，保证食品卫生。

3. 体格锻炼： 参与制定与儿童生理特点相适应的体格锻炼计划，指导监督班级根据儿童年龄特点开展游戏和体育活动，监督保证儿童户外活动落实情况。负责检测活动质量，进行数据收集与整理分析，增进儿童身心健康。

4. 健康检查： 儿童经医疗卫生机构健康检查，合格后方可入托、入园。保健医要审核新入园儿童体检，协助检查落实国家儿童免疫规划，在儿童入托时应当查验其预防接种证，未按规定接种的儿童要告知其监护人，督促监护人带儿童到当地规定的接种单位补种。对幼儿晨检、午检、晚检及儿童全日健康观察，对巡诊或发现的问题及时处理。组织完成儿童定期体检（体格测量与评价）、对新上岗工作人员体检及各个岗位员工定期体检进行组织、管理、审核（离岗、返岗），建立健康检查制度，建立健康档案。做好常见病的预防工作，发现问题及时处理。儿童离开托幼园所2个月以上应当进行健康检查后方可再次入托幼机构。

5. 建立卫生消毒制度： 严格执行、监督、检查落实卫生消毒制度，做好室内外环境及个人卫生监督检查工作。

6. 体弱儿童管理： 加强对在园儿童的体质管理，包括营养性疾病（营养不良、贫血、肥胖等）、反复感染、先心病、癫痫等，加强日常保育护理工作，对体弱儿进行专案管理，落实儿童心理卫生保健工作。

7. 幼儿五官保健： 定期检查听力（医院联系）、视力（4岁以上儿童）和牙齿，组织指导开展保护视力、听力、防龋齿的教育活动。配合妇幼保健机构定期开展儿童眼、耳、口腔保健。

8. 伤害预防： 建立卫生安全管理制度，落实各项卫生安全防护工作，建立意外灾害及事件卫生安全预案，预防和控制意外伤害事件的发生，检测园内儿童伤害，对儿童伤害进行急救处理。

9. 健康教育： 制订健康教育计划，监督检查健康教育计划落实情况、负责园内健康防病宣传，利用家长会、培训、讲座、咨询、互联网等对教职员工、儿童、家长开展各种健康教育活动，做好家长工作，如儿童缺勤调查管理、儿童健康检测的反馈及建议指导等。

10. 信息管理： 做好各项卫生保健工作信息的收集、汇总和报告工作。指导班级做好幼儿出勤、全日健康观察、进餐睡眠、卫生消毒、生活护理等方面的记录，负责儿童各种健康资料的收集、整理、汇总、存档、报送、统计分析工作，按时完成各项统计报表的报送工作，利用信息资料，进一步指导园内卫生保健工作。

11. 传染病管控： 托幼机构应当在疾病预防控制机构指导下，做好传染病预防和控制管理工作。托幼机构发现传染病患儿应当及时按照法律、法规和卫生部的规定进行报告，在疾病预防控制机构的指导下，对环境进行严格消毒处理。在传染病流行期间，托幼机构应当加强预防控制措施。托幼机构发现在园（所）的儿童患疑似传染病时，应当及时通知其监护人离园（所）诊治。患传染病的患儿治愈后，凭医疗卫生机构出具的健康复课证明方可入园（所）。

12. 监督检查托幼园所卫生保健常规落实情况： 为儿童提供整洁、安全、卫生、舒适的环境，监督检查定期清扫、消毒幼儿所在的环境和各种用具的落实情况。

三、卫生保健设备

（一）保健室

托幼园所必须建立保健室，并配备相应的设备。

1. 一般设备： 桌椅、药品柜、保健资料柜、流动水或代用流动水设施，诊察床。

2. 体检设备： 体重计（杠杆式），灯光视力箱，对数视力表，身高计（供3岁以上儿童使用），身长计（供3岁以下幼儿使用）。

3. 消毒设备： 紫外线灯，常用消毒用品及消毒液。

4. 常规医疗用品： 常用医疗器械（针、镊子、剪刀等）、听诊器、血压计、体温计、手电筒、压舌板、敷料、软皮筋。高压消毒锅、电冰箱根据实际需要配备。

5. 常用药品： 常见外用药，防治常见病的中西药。

6. 幼儿体质测评设备： 平衡木、坐位体前屈测试仪、软皮尺、秒表、垒球、软积木。

（二）隔离室

寄宿制幼儿园和设寄宿班的幼儿园必须设立隔离室（入园幼儿在 70 名以下的可设立隔离床），并有配套设备。其他幼儿园可视情况设立。

（三）急救箱

保健室及幼儿园班车均需要配置急救箱，其中药品可根据本园具体情况配置。

医护用品	作用	数目	备注
耳式温度计	测量体温	1	注意更换电池
75％医用酒精	消毒器具用	100 毫升	注意保质期
碘伏	消毒外伤	100 毫升	注意保质期
消炎抗菌软膏	消毒外伤、擦破伤	1	
芦荟胶	消毒外伤、蚊虫叮咬、过敏	1	
生理盐水	消毒外伤、冲洗眼睛	250 毫升	
创可贴	擦破伤	数十枚	
独立包装消毒敷料	包扎外伤	数枚	
绷带	包扎外伤	1～2 卷	
镊子	清理伤口中杂物、拔刺	1	
剪子		1	
医用胶布	粘贴敷料	1	
独立包装消毒棉球	消毒外伤、鼻出血	数包	
小包装棉签	消毒外伤	数包	
抗菌眼药水	眼部不适	1	
利多卡因氯己定气雾剂	外伤、软组织损伤	1	
云南白药	止血	1	
退热贴	临时退烧	数贴	

特别提醒：药箱内用品、药品需要经常检查，注意保质期及时更换补充。

第二章

托幼园所卫生保健工作规范

一、一日生活安排

托幼园所应根据不同年龄儿童的生理和神经发育特点，结合季节变换的情况、适当考虑家长的工作时间及需要，结合本园实际情况，制定儿童一日生活制度，合理安排儿童的作息时间，明确儿童一日生活各环节（活动、进餐、饮水、如厕、盥洗、睡眠等）的保育要求。

1～6 岁儿童一日生活活动时间分配表（参考）

年龄（岁）	饮食			一日安排活动时间				睡眠		
	次数		间隔时间（小时）	户外活动（小时）		集体教育活动（分钟/次）		昼间睡眠（小时）		夜间睡眠（小时）	合计睡眠时间（小时）
	日托	全托		日托	全托	中班	大班	冬季	夏季		
1～6	3+1	3+2	3.5～4	≥2	≥3	约20	约30	1.5～2	2～2.5	10	12～12.5

注：户外活动与昼间睡眠时间可根据季节、年龄作适当调整。

卫生保健人员应每日进班巡视，发现问题及时处理。

（一）如厕

入园时，要教幼儿认识马桶，如果马桶过高要准备防滑蹬椅，让幼儿踩上防滑椅，再坐上马桶。等幼儿坐稳后，让他扶好，使他能轻松地上厕所。待幼儿上完后，教他正确使用卫生纸，将使用过的卫生纸丢入垃圾桶，再进一步教他如何正确地冲水（不能玩）。最后指导他去洗手，养成良好的卫生习惯。在指导的过程中，注意幼儿的情绪，让他们放松心情学习，把上厕所当作是一种游戏。平时要注意培养幼儿养成定时排便、不憋尿、便后洗手的好习惯，知道便稀时告知老师。

儿童如厕保教要求：

1. 幼儿如厕随时有要求，就应随时让其上厕所，不得限制幼儿便溺次数。

2. 幼儿如厕时，保教人员必须在旁边巡视，以便及时帮助年龄小和自理能力差的幼儿脱、穿裤子，并防止幼儿在卫生间打闹或发生意外事故。

3. 耐心地对待尿裤子和大便弄脏裤子的幼儿，为他们及时清洗屁股，更换、清洗衣物。

4. 教会幼儿正确擦屁股的方法及如何使用卫生纸，要将裁剪好的卫生纸放在固定干净的位置上，以便幼儿自己随时取用。

5. 培养儿童会按需要小便、按时大便，大便后自己擦净，整理好衣裤，便后及时冲厕所，用流动水、肥皂洗手。

6. 保教人员要随时注意观察幼儿大小便情况，发现异常情况，及时处理或报告保健人员。

7. 在幼儿集中入厕时，厕所一定要有教师或保育员在岗疏导维持秩序。

8. 幼儿如厕的一些细节要求：

（1）不能独立如厕的孩子，保教人员一定要先洗手后，才能协助幼儿如厕。如果能自己如厕的幼儿一定要告知，让其先洗手再如厕，如厕后再洗手。

（2）给孩子擦屁股（洗屁股）时的方向，尤其是女孩，一定要从孩子的会阴前方向肛门处擦，以免造成尿道的感染。

（3）如果幼儿需要用尿不湿（纸尿裤），请家长与保教人员交代清楚更换的时间及要求。

（二）洗手

幼儿在饭前、吃东西前、便后及使用蜡笔、油画棒、橡皮泥或玩沙、户外活动等之后应洗手。为避免发生意外伤害事故，幼儿集中洗手时，盥洗室一定要有教师或保育员在岗维持疏导秩序。

1. 幼儿洗手具体步骤

（1）卷袖子：幼儿在洗手前先自己卷袖子。小班幼儿及中大班部分衣袖难卷的幼儿由教师帮助卷袖子。

（2）用流动水和肥皂洗手：打开水龙头，先洗湿双手，关闭水龙头，在手上打肥皂，仔细搓洗双手的每个部位，再用肥皂水，洗洗水龙头手把，再打开水龙头，仔细冲洗干净双手直至无肥皂水，双手接捧几次流动水，反复把水龙头冲洗干净，再关水龙头。

（3）洗完双手后，先在洗手池内甩几下，防止水滴在地上，以免使地湿滑。

（4）用自己的毛巾擦干手，注意手指缝也要擦干。

（5）幼儿自己或教师（或保育员）帮助儿童拉下袖子。

（6）注意节约用水和肥皂。

2. 幼儿洗手保教要求

保教人员在给低龄幼儿洗手时动作一定要轻柔，语言和蔼可亲，禁止留长指甲或带戒指。

另外，盥洗室中的老师必须等到最后一个幼儿洗完后才能离开。对身体不适的幼儿参加盥洗要给予特殊照顾和帮助。如用肥皂应保持干燥，潮湿的肥皂易引起细菌的滋生，洗手后不仅达不到消毒的目的，反而会污染双手。幼儿洗手结束后保育员负责清理消毒，拖干净地面水渍，摆放整齐各类物品。

（三）着装

幼儿最好穿宽松易穿脱的棉布、纯毛衣服，最好不穿紧身或立裆短的牛仔裤。男孩注意尽量不穿有前拉锁的裤子，以免有时会损伤其外生殖器。平时应根据季节、天气变化注意添减衣服。幼儿衣物要求有名字标记，以免造成衣物的混乱。

儿童穿衣保教要求：

1. 春秋季温差大，早晚可以给幼儿穿薄的长袖衣裤，注意及时更换适合的衣物。保教人员可摸幼儿背脊，如幼儿的背脊靠近脖子的地方是凉的，就是冷了要加衣服；如果是潮热的或冰凉但有汗，就是热了要减衣服；如果干爽温暖，那就正好。有时幼儿躯干部分很温热可四肢却冰凉，温度有时会相差 3～5℃。这是因他的四肢暴露在外时间较长，加上四肢较其他部位温度低所致。

2. 保教人员不要让幼儿穿太厚的衣服，而是多穿几件薄衣服，这样衣服与衣服之间会形成冷空气隔绝层，达到保暖作用，也便于幼儿活动及穿脱。

3. 室内外和昼夜的温差较大时，要及时提醒家长，给幼儿穿便于穿脱的衣物，如棉背心和前开的毛织物。出汗时就可以给宝宝脱去多余的衣物，一旦温度降下来也可以及时地添加。

（四）进餐

1. 幼儿进餐注意事项

（1）餐前餐后 15 分钟不做剧烈的活动。饭前要组织如厕洗手。保教人员要全面顾及孩子的进食，掌握每个孩子的进餐量。进餐时间每次不得少于 20 分钟。

（2）幼儿 1.5 岁自己用勺，2 岁独立吃饭，2.5 岁饭菜分开。4 岁开始可用筷子就餐，但要注意安全。

（3）在幼儿吃饭的过程中，要保持情绪好、食欲好、食量够、饮食习惯好（不挑食、不偏食、不暴饮暴食、不汤泡饭、不吃过烫的饭菜）、吃得卫生。

2. 进餐保教要求

（1）餐前首先规范擦洗和消毒餐桌，消毒后要防止再污染（比如不让幼儿趴在桌上乱摸或再放置其他物品）。

（2）保教人员取拿儿童饭菜前，必须用流动水和肥皂洗净双手，并保持清洁不能再次污染。

（3）幼儿所用餐具均应放在桌上或饭架上，严禁直接放在地上。

（4）餐前有序地组织幼儿分组洗手。可以随洗手随吃饭，减少幼儿吃饭的等待时间。中大班保教人员可指导值日生洗手后摆餐具。

（5）保教人员拿的食物要在温度适宜后才可进班。如果在餐厅集体进餐，要待食物温度适宜后，再由教师或保育员带入餐厅就餐。

（6）分餐时，饭菜要分开盛；有刺、有骨头的菜要求择净单放，不能与其他菜肴混放在一起，以免发生意外。

（7）整个开饭过程教师与保育员都要求参与，分好站位，不能闲聊，以便全面照顾幼儿进餐。

（8）幼儿进餐时，保教人员不但要及时帮助幼儿添饭、菜、汤，还要观察幼儿进餐情况，提醒他们细嚼慢咽。不催促幼儿吃饭，不能让吃饭慢的幼儿最后站着吃或站在室外吃。

（9）进餐时保持安静（可以播放轻柔的进餐音乐），幼儿哭闹、咳嗽时不能强迫他们进食。

（10）准备好餐后使用的餐巾和收放碗筷盘的容器，使幼儿便于使用、放置。餐后教师提醒幼儿擦嘴并将碗盘内的残羹集中倒入残汤桶内，碗筷勺盘能分类放在碗筐内，便于厨房清洗。剩余饭菜单独放，不要混淆，退回食堂。

（11）掌握好每个幼儿的进食量，注意保护幼儿进餐的情绪，不要以多添饭作为表扬鼓励的手段，吃饭时不能批评幼儿，更不能以禁止吃饭作为惩罚幼儿的手段。

（12）按时开饭，进餐时间不少于20分钟，保证幼儿吃饱。

（13）进餐期间，保教人员不得处理与进餐无关的事情，不能做扫地、铺床等工作。餐后，按要求清洁餐桌和地面，不能有油污。

（14）其他要求

①注意培养幼儿良好的饮食习惯：坐正吃饭、不挑食、不洒饭菜、不剩饭菜、吃完自己的一份饭菜，需要可以举手再添。

②进餐后口腔的护理：饭后洗脸擦嘴，3岁以上刷牙或漱口，3岁以下喝几口水，防龋齿。

③保教人员餐后组织幼儿散步，散步时不宜做剧烈活动。

（五）吃间点

1. 喝豆浆、牛奶等流质食品保教要求

（1）保教人员要待豆浆、牛奶等流质食品的温度适宜后方可进班，以防烫伤幼儿。

（2）观察协助幼儿自己从水杯架中拿取自己的水杯。

（3）保教人员组织幼儿吃间点前如厕、规范洗手。

（4）喝完豆浆牛奶后，保育员应再给幼儿倒一些水让他们喝下去或漱口，保护幼儿口腔卫生。及时将幼儿用过的水杯冲洗干净，然后放入消毒柜消毒，消毒完毕及时取出放入水杯架，以保证幼儿随时饮水及漱口。

2. 吃水果、点心保教要求

（1）餐桌规范擦洗和消毒餐桌，消毒后要防止再污染。

（2）吃间点、午点前保教人员组织幼儿如厕、规范洗手。

（3）吃间点、点心时一定要用易清洗消毒的盘子，水果、点心、坚果等均应放在点心盘内，水果要洗净削皮后再吃。保教人员要及时将幼儿用过的盘子冲洗干净，然后放入消毒柜消毒、备用。

（六）饮水

水是人体需要量最大、最重要的营养素。人的一切生理功能都要有水的参与，离开水，人体一切生化反应都无法进行，生命就会停止。水也是人体最主要的成分，年龄越小，体内含水比率越高。

1. 幼儿饮水保教要求

（1）固定时间适量多次喝水，每天 6～8 次，并且随时渴了随时喝水，不能暴饮。水的温度要适宜。

（2）幼儿用的水杯要随时保持清洁。当天早晨幼儿入园前，水杯应及时从消毒柜中取出放在每个幼儿相应的水杯架上，防止尘土落入。

（3）饮水器（或保温桶）应注意随时备有温热适宜、水量足够的开水。

（4）保教人员要掌握幼儿的饮水量，随时提醒幼儿及时饮水，保证每个幼儿足够的饮水量。婴幼班、小班幼儿可坐在座位上由教师或保育员倒水，中、大班幼儿可以在教师或保育员的看护下自己接水喝。

2. 儿童饮水安全注意事项

（1）饮水机的卫生：如果给儿童喝饮水机的纯净水或是矿泉水，一定要注意定期清洗饮水机内部，杜绝"二次污染"，保持饮水机的卫生。

（2）幼儿的饮水量：

幼儿每天必须要保证一定的饮水量，小于 1 岁幼儿每公斤体重需水 120～160 毫升；1～3 岁每公斤体重需 100～140 毫升；4～9 岁每公斤体重需 70～110 毫升。

幼儿平时吃的奶、蔬菜、水果、饭、汤、豆浆等食物中均含有水分，这些水分大约补充了幼儿需水量的 60%～70%，其余的 30%～40% 还须靠饮水来补充。幼儿每次饮水量不要过多，以免造成幼儿的抗拒，甚至影响身体健康，每次大约饮水 100 毫升左右，如果儿童还要喝，可以再增加一些。

生病的孩子在吃药时应至少喝水 150 毫升以上，以免药品没有足够的水，而送达不到胃，使食道受损。

（3）幼儿饮水时间的安排：应注意培养幼儿养成定时饮水的好习惯。不能等到口渴时再饮水，因为当幼儿口渴要求饮水时，身体已经处于轻度脱水的状态。幼儿身体中的水分约占其体重的 70％～80％，如果失水量达体重的 10％以上就会危及生命。

最佳饮水时间：早晨、午睡起床后饮水，可以提供起床后各种活动的水分需要；体育活动的饮水，在各种体育活动（包括游泳）过程中，幼儿洗澡后也会失去较多的水分，此时一定要注意及时补充；幼儿餐前半小时至 1 小时要适量饮水，可以使水分及时补充到全身细胞中，并可以更好地湿润胃肠，这样幼儿进餐时消化道就能分泌足够的消化液，食欲好，食物也能得到更充分的消化吸收。

（4）幼儿饮水的最佳温度：幼儿饮水的最佳温度一般是 25～30℃ 为最佳，刚烧开的水不要急着给儿童马上冰凉了喝（除非急需），应加盖慢慢晾至 25～30℃ 再喝，因为在自然晾凉的过程中，有利于残留的氯的挥发和钙等固体物质的沉淀，使水质适当软化。在开水晾凉的过程中，一定要盖上盖子，保持清洁。这样做不单是为了避免落入灰尘，还可以避免细菌的落入。如果将水敞开盖子暴露在空气中，势必会受到细菌的污染。

（5）幼儿饮用水的置放时间要求：幼儿饮用水的置放时间不能超过一天，幼儿只能喝当天的饮用水，绝对不能喝隔夜的水。保教人员在每天下班前必须将饮水器具中的剩水倒掉，并刷净控干。有关实验表明，隔夜水里的细菌总数比生饮自来水还要高；即使是烧开的水，在空气中放置 16 个小时后，其中检测到的大肠菌群数目也会严重超标。因为主要是空气中的细菌会落入静置的饮用水中造成污染，所以即便是纯净水、蒸馏水等，只要敞口放置，都会出现这种污染的情况。

（七）睡眠

幼儿的睡眠很重要，睡眠时间要充足，不能任意减少或增加睡眠时间。大班末期可适当缩短午睡时间，以便与小学搞好衔接。午睡，冬季 2 小时，夏季可以适当延长 0.5 小时。夜间睡眠要 10 小时左右。

1. 幼儿睡眠保教要求

（1）保教人员在幼儿入睡前，必须做好寝室环境的准备工作，要做到寝室空气清新、温度适宜、光线柔和。要根据季节掌握寝室通风时间、次数，并保持寝室适宜温度（可以用空调进行温度调节）和湿度（可以用加湿器调节）。在秋、冬、春季，幼儿在穿脱衣服及入睡中要避免冷风直接吹到幼儿。

（2）幼儿床上用品应大小适宜，被褥厚薄根据季节调换。

（3）保教人员在幼儿入睡前要组织幼儿在如厕后安静进入寝室。

（4）保教人员在幼儿睡前，要检查幼儿口中有无含留食物、检查幼儿是否带玩具或其他物品上床。

（5）幼儿午睡时必须脱掉外衣裤，夏季穿背心、内裤；春、秋、冬季气温冷时，可以穿棉毛衣裤。中、大班幼儿可以在保教人员的指导下主动、独立地脱下外衣裤午睡，并把脱下的衣物放在固定的地方并叠放整齐，不能放在枕头下。小班上学期可在保教人员的指导帮助下穿、脱衣服，小班下学期开始逐步按中大班幼儿要求进行。注意培养幼儿良好的脱、穿衣服的习惯：天冷时先脱鞋袜、再脱外裤；叠放好后再脱上面外衣，以免着凉。天气凉时幼儿午睡注意叫尿，以免尿床。幼儿午睡中去小便时要披好外衣，以免着凉。

（6）值班保教人员应加强午睡巡视，及时发现异常情况，并妥善处理。

（7）起床时也要注意培养幼儿良好的穿衣服的顺序习惯：天冷时要先穿上衣、再穿外裤，最后穿鞋袜，以免着凉。保教人员要及时检查整理幼儿穿好的衣服和鞋袜，防止穿错和漏穿。

（8）保教人员指导中大班幼儿自己穿好衣服后叠被子，整理枕头。保教人员在整理卧具时，同时要检查床上、褥子下面是否有异物。检查被褥、枕巾、枕头是否有开线或被咬的破迹，以便及时更换。

2. 常见的几种儿童睡眠不好的情况

（1）入睡后来回翻滚：说明幼儿睡眠不深，但不一定是疾病的表现。

处理方法：可以根据以下几种可能出现的原因，有针对性地进行处理：可能睡床有不舒服的地方；上午或睡前过度兴奋，睡觉后大脑没有完全平静；临睡前吃得过饱，睡后肚子鼓胀、难受，而翻来覆去（夜间睡眠不实也可能是肠道寄生虫作怪，如肠道蛔虫经常在晚上活动，从而造成胃肠的不适，使得幼儿睡眠不安）。

（2）睡着后多汗：因为幼儿神经系统发育不完善，入睡后交感神经会出现一时的兴奋，从而导致多汗。另外幼儿新陈代谢旺盛，产热量大，体内含水多，皮肤保护机能尚不完善，皮肤内血管丰富，也容易出汗。

处理方法：如果幼儿仅仅是出汗较多，没有其他异常，就不必担心；一旦出现了除多汗外，还伴有睡眠不安、惊跳、枕部脱发等症状，就有缺钙的可能，应及时就医。

（3）磨牙：对于处在换牙时期的儿童，有可能是建立正常咬合关系的活动需要，所以不用担心。但如果是由于精神因素或牙齿错合引起的，时间长久就会对牙齿组织造成比较严重的损伤，需引起重视。

处理方法：仔细观察幼儿行为，有针对性地处理，根据情况协助幼儿缓和焦虑、压抑等情绪。如果是牙齿错合引起的，及时通知家长，带幼儿到口腔科，调节牙齿咬合，必要时也可以戴磨牙矫正器，睡眠时戴在上牙弓上，以便控制下颌的运动，制止磨牙的发生。

（4）尿床：通常尿床的儿童多是由于发育滞后引起的，随着发育，相应的神经系统成熟了，尿床就会自然消失。

处理方法：对较大的时常尿床的幼儿，要排除尿道感染的可能，应到医院检查治疗。有时幼儿在入睡前喝水或饮料等流质多了，也会出现尿床，对这种情况可以在入睡前让其少喝水或可以叫醒把尿。另外，焦虑情绪也会引起尿床，需妥善处理。

（5）打鼾：有的幼儿睡着后会打鼾。如果不是经常打鼾就不用担心。

处理方法：对偶尔打鼾的儿童要观察是否睡眠姿势不正确，要及时调整他的睡姿。如果幼儿经常打鼾的，就要及时通知家长，带其到医院进行诊治。

（八）户外活动

制定科学的一日生活流程，要求每日户外活动在 2 小时以上，天气暖和时可以多在外活动一些时间，冬季气温过低，或大风、空气污染时可据实际情况缩短活动时间。活动前要告知幼儿注意安全事项，注意检查幼儿的衣着、鞋带。注意观察孩子的运动量，及时为幼儿擦汗。根据孩子的运动情况减去衣服，运动后要及时穿上运动前的衣服。户外活动时一定要多关注特殊孩子。

户外活动时的注意事项如下。

1. 衣着不宜过多，活动前要注意检查幼儿的裤子和鞋子、鞋带是否穿好、系好。

2. 活动中如果幼儿要求喝水或大小便，保育员必须来回护送跟随。

3. 保教人员要全神贯注，不能聚在一起聊天，不得随意离开幼儿，如有特殊情况要交待清楚给其他在岗人员，才能离开。

4. 保教人员要时刻注意户外场地的安全，如有无凹坑、玻璃碴、碎砖等，要让幼儿避开有安全隐患的场地设施。

5. 保教人员要教育幼儿不要接触或摘取带刺的植物或小果子，以免发生意外。

6. 保育老师全面负责善后整理和安全防护工作。

7. 幼儿做操或活动时，必须有教师带领，保育员配合观察幼儿的情绪、衣着等，尤其重点关注、照顾那些患病、体弱儿童，可让他们适当降低锻炼强度，注意休息。

8. 玩户外大型玩具时，幼儿必须在保教人员的照顾下和帮助下进行，保教人员事先要检查一下大型玩具是否有松动、裂口、翘刺、翘钉等现象。照顾幼儿按顺序玩，不要拥挤和打闹。

二、膳食

（一）膳食管理

托幼机构幼儿饮食管理应做到以下几点。

1. 建立伙委会，可由园领导、保健人员、会计、教师、炊事员、家长代表组成，定期研究幼儿伙食问题。

2. 保健人员要科学合理地制定带量食谱，每 1～2 周更换 1 次，并要反复进行营养计算不断调整，直至更加合理。

3. 食堂炊事员严格按当天在园人数及食谱按量做饭，不给幼儿吃剩饭、剩菜。

4. 定期计算幼儿进食量和营养量。

5. 进餐时间要遵照幼儿园规章制度按时开饭，不能提前与推后。两餐间隔时间不能少于 3.5 小时。

6. 加强体弱儿和患病儿饮食管理。

7. 职工伙食和幼儿伙食严格分开。

8. 定期向家长公布幼儿伙食账目。食堂要有采购验收制度，建立出入库账目，成人幼儿伙食款要分开，幼儿、成人的食物存储、制作也要分开，幼儿伙食账目清楚，伙食费专款专用，注意计划、节约，每月结算、公布账目。

9. 卫生监测：确保营养餐不含有毒、有害物质，符合国家卫生要求。

（二）膳食安全

1. 食品卫生质量和卫生管理

托幼园所的饮食卫生应严格按照国家《食品安全法》执行。首先，幼儿园食品进货渠道，必须是在经过卫生防疫部门检验合格的超市购买，食品进货必须索证（食品卫生检验合格证、动物检疫证、经营食品卫生许可证）。执行采购验收制度，食物必须保证新鲜洁净，保存要生熟分开。包装食品必须有商品标志、出产地厂名、生产日期、批号、规格、保质期限等。

（1）卫生管理：托幼园所食堂必须具有有效的餐饮服务许可证（发放单位是法定单位并盖有公章），并在有效期内，经营范围与实际相符。

炊事员、食堂管理员必须具有有效的健康证和培训证，持证上岗。食堂管理员每周一次检查炊事员个人卫生。食堂环境整洁，无蟑螂，无蝇。定期消毒。设施完善。生熟用具分开并有明显标记。清洁用具专用，杜绝交叉污染。食堂冰箱食品要生熟分开储存，不能在同一冰箱存放。生食在冰箱内存放不得超过 2 周。食堂库房要整洁、干燥通风。物品、食品、成人幼儿的都要分架分类存放，必须做到：隔墙离地 10 厘米以上。随时检查食品质量和保存日期，不得有过期、变质食物。库房内有防鼠、灭蟑螂设备。

（2）餐具及炊事用具的消毒：

餐具清洗程序：应去残渣、去油腻、冲洗、消毒、固定存放。

餐具消毒设备齐全：要有餐具清洗池、冲洗池，有消毒柜及消毒药液。

餐具消毒要求：餐具必须清洗干净后才能消毒。消毒时的温度、时间、化学性消毒药品的浓度都必须达到规定的要求。餐具消毒后要保持清洁，注意使用前要防止污染。

（3）儿童膳食实行多方位的管理：成立伙食委员会，由园（所）长、保健医、保教人员、炊管、财会人员代表组成。每月召开一次会议，研究幼儿伙食存在的问题，并随时征求家长的意见，总结经验，不断完善管理，提高膳食质量。

2. 食堂工作人员个人卫生常规

（1）仪表整洁，穿戴工作服上岗，头发不能露出工作帽外。勤洗澡，勤剪指甲。

（2）饭前便后和给幼儿开饭前用肥皂和流动水洗手。

（3）不得在幼儿面前及幼儿集中活动的室内吸烟。

（4）炊事员应穿戴清洁的工作衣、帽，并把头发置于帽内；不留长指甲、涂染指甲、戴戒指加工食品；坚持上灶前用肥皂和流动清水洗手，入厕所前脱工作服，在操作间不抽烟，分饭菜时戴口罩。

3. 食堂环境卫生常规

厨房经常打扫，保持内外环境清洁。

（1）物品摆放有序，用后及时归位。垃圾桶盖盖，当天倒净，不隔夜。

（2）台面、墙（窗）面、地面清洁无污物、油腻、积水、蜘蛛网。

（3）随时保持清洁，消除老鼠、蟑螂、苍蝇和其他有害昆虫及其滋生条件。

（4）厨房用具包括刀、墩、板、桶、盆、筐、抹布以及其他工具、容器必须有生熟明显标志，做到生熟分开，定位存放，用后洗净，保持清洁。食具要一餐一消毒，可用远红外线消毒柜（若用水煮则需在水开后 15～20 分钟，若用笼屉蒸则水开后至少要蒸 30 分钟）。禁止重复使用一次性餐饮具。餐具消毒后要保持洁净。

（三）膳食营养与评价

1. 科学合理的营养配餐

幼儿处于人类生命的早期阶段，是人体生长发育、完善生理功能和健康基础的关键时期。与成人相比，幼儿对营养素摄入的数量和质量要求更高，对不良生活及营养环境的反应更为敏感。营养摄入不足或膳食不合理就会导致幼儿营养不良，生长发育受到影响。营养科学配餐，是以幼儿生理学和食品卫生学为依据，以幼儿营养需要为目标，制定科学合理的幼儿园营养配餐的程序、标准、指标、管理、评价、教育等为一体的科学体系和标准，以满足幼儿营养健康需要，促进体格智力发育。

（1）科学配餐：幼儿园应根据不同年龄幼儿的生理和神经发育特点，结合季节变换的实际情况，科学合理地制定全面达到营养供给量的膳食。

（2）食谱制定目的：使营养素的摄入量能满足绝大多数孩子对各种营养素的需要。

（3）食谱制定原则：以中国营养学会推荐的每日膳食中营养素供给量（RDA）为依据，制定膳食计划，膳食中应包括幼儿生长发育所需要的各种营养；注意各种营养素要有适当的比例；注意动植物食品之间的平衡；注意食品物种多样化；科学加工烹调食物，防止食物的营养流失（比如蔬菜要先洗后切）；注意荤素、干稀、粗细粮搭配；制定合理的饮食制度和饮食量。另外，要满足幼儿年龄特点（种类、大小、色香、外形）的需要，充分发挥各种食物营养价值的特点及食物中营养素的互补作用，提高营养价值。少吃油炸、油煎或多油、肥肉及刺激性强的酸、辣食品，不宜生冷寒凉及辛热。要经常变换食物的种类，烹调方法多样化、艺术化。饭菜色彩协调，香气扑鼻，味道鲜美，可增进食欲，有利于幼儿消化吸收。

（4）食谱类型：幼儿食谱分为3套，即1岁、1～2岁、3～6岁，按幼儿年龄段分开制作。

（5）每餐的食谱安排及热量分配：早餐以主食为主，优质蛋白为辅，配有青菜。午餐和晚餐都要有蔬菜，多选用各种季节性蔬菜，要保证有一定量的绿色、橙色等多色蔬菜。注意荤素搭配。

幼儿园应依据幼儿营养需要配餐，根据季节、个体、作息制度等变化，制定幼儿园营养餐的早、中、晚及加餐食谱，包括日食谱、周食谱、多样个性化食谱。编制食谱要预算出幼儿每人每天各类食品的用量、摄取的热量、蛋白质、脂肪、钙，以及锌铁等微量元素量，将预算量与营养参考摄入量的标准进行比较。经营养计算，不断调整食谱。每两周制定一次带量食谱，每季度选其中一个月，对幼儿伙食进行营养分析。每天食堂要根据班里报来的出勤人数，按实有人数、按量、按食谱做饭。并准时开饭（全托应该加晚点）。

（6）食谱编制方法：

食谱分为花样食谱和带量食谱。带量食谱要在膳食计划的基础上制定，花样食谱上根据用餐幼儿的年龄、数量、膳食费等，配制膳食的种类、重量，以满足幼儿平衡膳食的要求。

营养计算（膳食调查）：通过计算了解幼儿所摄入的各种食物与幼儿机体生理所需是否合适。

常用的膳食调查方法，一般用记账法配合用营养计算软件。统计各种食物的总消耗量（盘库，实际消耗量＝结存＋购物累计－剩余）；统计每日每餐的就餐人数（就餐人日数＝该月每日每餐人数之和÷3）；统计各种食物的日进食量（平均每人每日进食量＝全园总消耗量÷总人数）；计算热量、各种营养素的日摄入量；计算总热量、计算优质蛋白的分类量。

营养评价：营养量要稳定、平衡，要达到每人每日各种营养素的摄入量占参考摄入量的一定比例。全托：90％以上，混合托80％以上，日托75％以上。

2. 每餐热量分配

（1）热量：日托：早餐25％～30％，午餐35％，午点5％～10％，晚餐30％。

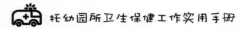

全托：早餐 25%～30%，午餐 35%，午点 5%，晚餐 30%～35%。增加晚点不计入热量分配。

（2）食物热量来源：蛋白质供热 12%～15%；脂肪供热 25%～30%（以植物性脂肪为佳）；碳水化合物 50%～60%。

（3）蛋白质来源：动物蛋白加豆类蛋白（优质蛋白）达到 40%～50%，不低于 30%。

（4）伙食费盈亏不超过 2%：伙食费盈亏% ＝（总收入－总支出）÷总收入 ×100%。

3. 效果评价

（1）了解幼儿营养知识知晓率和饮食行为改善状况。

（2）评价幼儿膳食结构、营养摄入水平和营养状况改善情况。

（3）评定幼儿体格智力发育和身体机能改善状况。

（4）评价营养餐营养品质与均衡状况。

（四）幼儿食谱

1. 一周花样食谱（参考）

	周一	周二	周三	周四	周五
早餐	番茄疙瘩汤 蝴蝶卷 茶鸡蛋 虾皮圆白菜	小米南瓜粥 糖三角 酱牛肉 茄汁炒鸡蛋	肉末白菜粥 枣合页 小香肠 蚝油生菜	黄瓜柳叶汤 芝麻果酱包 五香鹌鹑蛋 素炒三丁	肉末豆腐羹 菊花卷 酱鸡肝 豆皮黄瓜
早点	牛奶 哈密瓜	酸奶 葡萄	牛奶 火龙果	酸奶 圣女果	牛奶 苹果
午餐	米饭 糖醋排骨 番茄菜花 胡萝卜丝 木须豆腐汤	二米饭 红烧鲫鱼 肉丝豇豆 虾皮粉丝圆白菜 白萝卜香菜汤	米饭 油焖大虾 地三鲜 香菇油菜 蛋花黄瓜汤	绿豆饭 莲藕煨牛腩 西红柿炒鸡蛋 素炒油麦菜 奶油香芋汤	紫米饭 五香兔肉 蚂蚁上树 椒油菜心 番茄鸡蛋汤
午点	冰糖梨水 西瓜 开心果	冰糖绿豆水 苹果 葡萄干	冰糖果水 香蕉 琥珀核桃	冰糖菊花水 西瓜 葡萄干	冰糖银耳水 香梨 大杏仁
晚餐	花卷 豉椒肉丝 香菇烧冬瓜 紫米粥	蒸饼 肉末炒洋葱 腐竹炒芹菜 青菜鲜蘑汤	肉菜龙 肉丝胡萝卜 玉米渣粥	开花奶馒头 肉片烧西葫芦 番茄圆白菜 绿豆米粥	猪肉包 大米银耳粥

2. 特别推荐几类食品

（1）主食类

麻酱花卷：形似花朵，褐白相间，色泽分明。口感暄软，可甜可咸，麻酱富含钙、铁、锌等幼儿生长发育所必需的营养素。

豆沙小白兔（小刺猬）：形象逼真可爱，暄软香甜，是小朋友喜爱的小甜点之一。含有丰富的蛋白质、碳水化合物及钙、磷、铁、核黄素、硫胺素。

三色花心卷（发面）：由白面、紫米面、玉米面分层制作，形似花朵，色泽美观、味道香甜，很受幼儿喜欢。含有丰富的碳水化合物、钙、磷、铁、核黄素、硫胺素。

鲜肉菜包子（发面）：由鲜肉馅、香菇、绿色新鲜蔬菜馅混合制成包子馅。外观小巧美观，味道鲜美、暄软适口，富含蛋白质、脂肪、碳水化合物、钙、磷、铁、锌、膳食纤维及维生素 B_1、维生素 B_2、维生素 C、维生素 E、尼克酸等营养素。

菊花烧麦：由鲜猪肉馅、鲜虾肉碎、鲜豌豆、胡萝卜、绿叶蔬菜混合搅拌为馅。此烧麦色泽鲜明、晶莹剔透，开口处馅心饱满，形如菊花。含有丰富的蛋白质、脂肪、碳水化合物、钙、磷、锌、铁、镁及维生素 B_1、E 等营养物质。

（2）菜类

虾球双色菜花：由去皮的鲜虾、西兰花、菜花烹炒而成，色泽鲜艳分明，具备色香味美的特点。含有丰富的蛋白质、维生素 A、维生素 C、维生素 B 族及钙、磷、铁。菜花含大量的维生素 C，每 100 克菜花中约含 88 毫克维生素 C，是同量大白菜的 4 倍，番茄的 8 倍，芹菜的 15 倍。维生素 C 可以增强肝脏的解毒功能，提高机体免疫力，防止坏血病。

三色肉丸：由鲜榨的胡萝卜汁搅拌肉馅（红色）、鲜榨的菠菜汁搅拌肉馅（绿色）、鸡胸肉馅（白色）制作。此菜红、绿、白三色，色彩美观、味美滑嫩、入口即烂，是孩子极其喜爱的菜肴之一。含有丰富的优质蛋白、脂肪、钙、磷、铁、锌等。

锅塌豆腐：此菜味道鲜美，容易消化，适合幼儿食用。豆腐的蛋白质生理价值比其他的植物蛋白质高，并且含钙也高，易于吸收。

木须肉：由鲜猪肉、黑木耳、干黄花，再配少许黄瓜、胡萝卜片烹制而成，黄、黑、红、绿相间，绚丽多彩。木耳含有丰富的蛋白质、铁、磷、维生素 B_2 等营养，是上佳菜肴。

糖醋黄鱼：鱼类的蛋白质极易被人体吸收。此菜含有丰富的蛋白质、肌酸、脂肪、尼克酸、钙、磷、铁、锌。

酱牛肉：牛肉味美，蛋白质比猪肉高很多，脂肪、胆固醇低，还含有钙、磷、铁，适宜幼儿食用。

（3）粥、汤类

冰糖薏米粥：香甜适口。薏米含蛋白质、脂肪、钙、磷、维生素 B_1、B_2、尼克酸等。中医认为，薏米味甘淡，性微寒，有清热利湿、健脾养胃的作用。冰糖具有润肺生津的效果。

红豆粥：此粥色泽红润、爽口，诱人食欲。红豆含有蛋白质、赖氨酸。赖氨酸是人体必需的氨基酸之一，对幼儿的大脑发育具有重要作用。

冬菇瘦肉汤：冬菇含有 30 多种酶、18 种氨基酸，还含有铁、磷、钙、维生素 A、维生素 B_1、维生素 B_2、维生素 D 等微量元素。适宜幼儿食用。

虾皮紫菜萝卜汤：此汤含有钙、碘、磷及消化酶，可增进食欲，帮助消化，是强身健体的佳肴。

3. 多为幼儿选用食物做为滋补佳品

在饮食上，可为幼儿选用一些"药食同源"的食物，如大枣、蘑菇、香菇、木耳等。这些食物既含有丰富的营养素，又都味甘性平，只要适量进食，不失为幼儿强身健体的天然食物滋补佳品，同时有助于提高身体的免疫机能。

贴心提示：对于身体健康的幼儿，食补是满足他们生长发育最安全、最有效的途径。只有体弱多病的幼儿，才可在医生的指导下进行合理的药补。

4. 注意为幼儿补充维生素 D 和丰富钙质

每年春季是幼儿生长发育速度最快的季节，此时他们的身体对钙营养的需求也相应增加，因此要注意在饮食上多选用豆制品、鱼虾、芝麻和海产品等食物。为了保证钙营养的吸收，除了增加他们户外活动的时间外，还要提供含维生素 D 较丰富的饮食，如蛋、奶、动物肝、海产品等。

贴心提示：注意一定要限制幼儿过多地吃糖或甜食、喝甜饮料，过多的甜食不但影响幼儿的食欲，还会因为糖类容易使体内的钙被消耗掉，导致身体缺钙。

5. 注意适当增加优质蛋白质

幼儿生长发育速度增加较快，各器官组织对优质蛋白质的需求也随之增长。因此，副食上应注意适当地增加鸡蛋、鱼虾、鸡肉、牛肉、奶制品及豆制品等，主食上多选用大米、小米、豆类等。同时也要注意提供必需量的脂肪，如蛋黄、动物肝脏等食品。

贴心提示：牛肉、羊肉等食物性温热，不宜让幼儿吃得太多，应多选用易消化吸收的鱼虾类或蛋类，蛋、肉、鱼尽量不要油炸，米不要淘洗次数过多，也不宜放在热水中浸泡。

6. 注意维生素和矿物质的补充

幼儿体内缺乏维生素 A 是易患呼吸道感染疾病的一大诱因。印度尼西亚的一项研究表明，在感冒等上呼吸感染性疾病高发季节，给幼儿增加含有丰富维生素 A 的食品，可使幼儿死亡率减少 3/4。富含维生素 A 的食物有胡萝卜、苋菜、菠菜、南瓜、红黄色水果、动物肝、奶类等。另外，维生素 C 也有帮助幼儿增加抵抗力的功能。小白菜、油菜、柿子椒、番茄等新鲜蔬菜和柑橘、柠檬等水果富含维生素 C，具有抗病毒作用。富含维生素 E 的食物也应食用，以增强机体的抗病能力，这类食物有芝麻、青色卷心菜、菜花等。此外，主食上还应适当搭配粗粮和杂粮，如玉米、麦片和豌豆等。

有些蔬菜具有清热利咽，散瘀消肿、利肠通便的作用，多给幼儿吃一些这样的蔬菜，可增强身体防病抗病的能力。例如，油菜，菠菜等绿叶菜富含叶绿素、维生素 C，可防治春天里易发生的口角炎、口腔溃疡及牙龈出血等疾病。菠菜含草酸较多，新鲜菠菜洗净后，最好先在开水里焯一下，捞出后再做菜，如果幼儿腹泻则不宜吃菠菜。

7. 幼儿离园后饮食的建议

幼儿离开幼儿园，回家后往往会遇到一些吃饭的问题。比如，在幼儿园吃过晚饭，回家还要不要吃，吃多少合适，孩子节假日的饮食要注意什么，孩子不喜欢吃蔬菜怎么办等。

（1）离园当天饮食建议：幼儿一般从幼儿园回家后，当家人吃晚饭时还会跟着再吃饭，有时还会吃很多，有些家长会认为孩子在幼儿园没吃饱。其主要原因可能是孩子中午吃得较多，午睡后又要吃间点，一般幼儿园晚饭都在 17 点左右开饭，孩子可能还不饿，就会吃得不多。而孩子从离园到家中晚饭，大约要经过 2～3 个小时的游玩时间，所以孩子又会有食欲。另外，也可能幼儿园当天的晚饭不适合小部分孩子的胃口，孩子吃得少，晚上还会吃饭。也有孩子食欲特好，看到家人吃饭，还要跟着吃。遇到这种情况，我们建议教师和家长多沟通，说明孩子当晚的进食情况，请家长根据具体情况考虑孩子的进食量。对食欲超好的孩子，为防止肥胖或影响睡眠，只给他喝点清淡的汤或吃些水果等有涨饱感的食品。另外，也可以在孩子临睡觉前喝 150 毫升左右的无糖热牛奶，帮助补钙和睡眠（特别提示：为保护牙齿和口腔卫生，喝奶后一定要刷牙、漱口或喝水）。

（2）周末的膳食建议：周末早餐以主食（馒头、面包等）为主，优质蛋白（奶、鸡蛋、瘦肉、虾等）为辅，再加些蔬菜水果。午、晚餐都要有蔬菜，保证有荤有素，多选用各种季节性蔬菜，保证有绿、橙、紫色蔬菜。少油腻、少甜食、少油炸性食物，要控制食盐量。每天保证有新鲜的水果、奶制品和坚果。

（3）节假日膳食建议：可以参照周末的膳食，节假日幼儿膳食还应注意饮食要按时按量，不强制进食，不暴饮暴食。由于节假日的食品油腻，家长可适当给孩子加些山楂类助消化的食品（要注意保持口腔卫生）。

（4）幼儿不爱吃蔬菜的建议：许多孩子不同程度地存在着挑食的毛病，如不爱吃蔬菜，爱吃肉类食物。其原因是，鱼虾、肉类动物性食物口感好，味道香，所以孩子爱吃；也有的是因为家长的一些饮食习惯，影响了孩子。我们可建议家长在宝宝刚开始增加辅食时，就要给孩子增加各种口味的食物；如果一旦有了挑食的习惯，不要着急，可以将蔬菜同肉类混合烹调，一起吃；对稍大的孩子可以讲道理，鼓励他吃。孩子入园后可以配合教师一起，协助孩子养成不挑食的好习惯。

孩子不爱吃蔬菜，不仅会直接影响其生长发育，而且还会使他们的免疫力降低，容易患多种疾病。家长、老师可经常向孩子讲偏食的危害，并且多介绍各种食物的营养成分，及其对他们的生长发育各起什么作用，一旦缺少会患什么疾病。教育应以表扬为主，尽量用孩子能够接受的表扬鼓励的方法纠正他们的偏食。如果发现孩子不吃某种食物，经劝说后就能少量进食时，马上表扬鼓励，使之坚持下去，逐渐改掉偏食的不良习惯。当家长发现孩子不吃某种食物时，切忌打骂训斥，以免适得其反。另外，孩子的评价能力较低，往往容易顺从成人之见。因此，在餐桌上，大人要起表率作用，盛赞菜肴"好香"、"真好吃"，并让孩子尝一尝、闻一闻。这样，就会引起孩子的食欲和兴趣。切不可当着孩子讲些"肥肉太腻"、"羊肉太膻"、"萝卜太辣"等话，这样，会使孩子对某种食物产生厌恶感，造成孩子偏食。家长和托幼园所可以多编排合理的食谱，不断地变换花样，还要讲究烹调方法。这样，既可使孩子摄取到各种营养，又能引起新奇感，吸引他们的兴趣，刺激其食欲。还可以运用食物掺杂的方法，事先不让孩子知道，在他们最喜欢吃的食物中掺入不喜欢吃而营养又丰富的食物。比如，有的孩子只喜欢吃肉，不吃菜，就可将肉剁成肉泥，掺在菜里包包子或包饺子、馄饨，也可塞入油豆腐、油面筋等食物中煮给孩子吃，使其不偏食。

三、体格锻炼

托幼机构要加强在园幼儿的体格锻炼，促进幼儿生长发育，增强体质。

（一）体格锻炼的原则及注意事项

托幼园所应了解体格锻炼对幼儿健康促进的作用，熟悉幼儿体格锻炼应遵循的原则和注意事项，并掌握体格锻炼中医学监护的主要内容与方法。

1. 体格锻炼遵循运动量由小到大、动作由易到难等循序渐进的原则，使身体逐渐适应。

2. 体格锻炼必须经常进行，持之以恒。每天户外活动时间不少于 2 小时（全托幼儿不少于 3 小时）。

3. 选择全面多样的锻炼项目，以利于幼儿身体机能全面提高。

4. 在运动前要有准备活动，运动后要有整理活动。在活动中根据幼儿的年龄、性别、健康状况等具体情况，在锻炼时间、锻炼强度、锻炼密度、锻炼内容上都区别对待。

5. 体格锻炼要有合理的生活制度和均衡的营养供给保障。

（二）管理办法

1. 托幼园所可以根据本园所的幼儿年龄情况，结合季节变化，制定幼儿体格锻炼计划，并督促保教人员按计划执行。

2. 为预防运动性创伤，保健人员要根据幼儿的生理特点，对体格锻炼的内容、运动量、用具、场地等提出相应的卫生安全要求，并进行医务监督。

3. 对体弱儿、肥胖儿要制定特殊的体格锻炼计划。

（三）适合幼儿身体锻炼的项目

幼儿具有特殊的生理、心理特点，天性活泼好动，不知也不会自我保护，所以身体锻炼必须循序渐进，必须与卫生保健、阳光、空气和水等良好的自然因素相结合，必须遵照趣味性、多样性、经常性等基本要求，掌握和控制适宜的运动负荷（生理方面负荷和心理方面负荷），运用游戏法、比赛法等适宜的练习方法提高他们的锻炼兴趣。

1. 娱乐性的身体锻炼项目（游戏）

这类锻炼项目可以使幼儿在轻松、愉快的气氛中进行身体锻炼，对于增进身心健康、培养锻炼身体的兴趣和陶冶情操具有积极作用。

（1）模仿性体育锻炼：幼儿非常喜欢模仿各种动物的体态和走、跑、跳、飞、游等动作。例如，模仿小兔跳、小鸟飞、蛙跳等的各种动作。这些可以通过群体练习，使气氛热烈效果更佳。也可以只提出任务不示范，让幼儿经过思考后，再用身体动作完成。这有利于培养他们善于思考的探索精神，有助于开发智力。

（2）集体游戏：游戏本身就是幼儿身体的锻炼最重要的内容之一。老师组织集体性游戏是幼儿十分喜爱的，其内容也非常丰富。例如，老鹰捉小鸡、网小鱼、丢手绢，以及打雪仗、滚雪球、水中游戏和用各种球等器材玩的娱乐性游戏。

2. 发展身体活动能力的锻炼项目

对幼儿进行科学有计划的锻炼，可以使身体各个部分得到充分的锻炼，有利于系统地提高他们各脏器、神经系统的功能及协调性、灵活性、耐受性等各项能力。

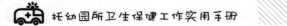
（1）协调性锻炼

①自抛自接皮球。站立向上抛球，双手接球（可以拍手后接球，也可以坐下起立后再接住球）。

②两人相互传接球，投篮、滚球、投接沙包。

③跳绳、舞蹈、健美操等。

（2）平衡性锻炼

①两臂侧平举（头上可以顶着轻物件），踩着地上的直线（或平衡木上）行走。

②直臂握乒乓球拍（拍上放一小球）走步或跑步。

③单腿跳或可站在地面上单腿站立（金鸡独立、燕式平衡等）。

④练习骑自行车或三轮车。

⑤学习滑冰、轮滑、滑板等。

（3）节奏感锻炼

节奏是身体对活动的时间、空间与量等特征进行综合性控制的表现，是一种复杂的动作技术要素，早期培养幼儿的节奏感非常重要。

①按照不同的节拍做拍手训练。

②有节奏地跳跃（可用手势、哨子、录音机、节拍器声等指挥）。

③有节拍地做徒手体操或拍手。

④练习有音乐伴奏的舞蹈等。

⑤原地进行不同节奏地拍球、跳绳等。

（4）柔韧性锻炼

幼儿身体正处于骨骼、关节、韧带等各方面不断发育完善的阶段，因此幼儿期是发展柔韧素质的黄金时期。这类练习项目非常多，但一定要注意在锻炼前做好准备活动、循序渐进地练习。

①徒手练习：压腿、体侧屈、左右转体等。

②使用体育器械：使用体操棍（或短绳）做转肩、转体练习，在肋木上压腿等。

（5）机敏性锻炼

①根据不同的信号、口令做出不同动作的练习。例如吹哨，吹一声就向前跑出，吹两声就向后转跑回，比赛谁先到终点。

②快速反应的游戏，如丢手绢、老鹰抓小鸡、吃毛桃等游戏。

③有攻防性质的简单比赛练习，如各种打活动目标游戏、抓尾巴游戏等。

3. 综合性锻炼项目

这类锻炼项目以完整的成套动作为特点，往往有一定技术要求，大部分可以用来比赛。

（1）水中练习（戏水、游戏、游泳等）。

（2）登山、徒步远游。

（3）冰雪运动或游戏。

（4）健美操。

（5）跳皮筋。

（6）技巧练习（滚翻、平衡等）。

（7）滚球、滚轮胎。

（8）通过障碍跑步（或走步）接力。

4. 幼儿不宜做的一些练习

（1）不宜做头顶重物的游戏，防止重物的重力、压力对幼儿的颈椎、大脑产生不良影响。

（2）不宜倒立较长时间，避免颅内的压力过于升高，而对脑血管、视觉器官等产生不良影响。

（3）不宜做"推小车"（一名幼儿双臂伸直撑地，另一人架起他的双腿前进），以及快速爬行的游戏，防止幼儿双臂支撑不住而摔在地上，擦伤面部或胸部。

（4）不宜拔河，防止幼儿较长时间屏气用力，致使胸内压升高，对心脏以至头部产生不良影响或对幼儿的手、臂关节、肌肉造成拉伤。

（5）不宜举重物，以免造成局部肌肉过于粗壮，影响身体各部分匀称发展，或由于局部的肌肉过早受刺激变得发达，而给心脏等器官造成较重的负担，亦或造成幼儿局部肌肉僵硬，失去正常弹性。

（6）不宜较长距离高速奔跑，防止幼儿尚在发育的心脏等器官受到损伤，造成终生遗憾。

（7）不宜负重跑或跳，因为负重部位血液循环会受到破坏，从而影响该部位肌肉的正常活动与发育，另外，负重后幼儿富含水分、胶质的骨骼易变形，甚至出现畸形。

总之，幼儿体育锻炼一定要遵循安全性、可接受性、有效性的基本原则进行。

（四）体质测定

1. 基本要求

按照《国民体质测定标准手册（幼儿部分）》规范操作，每年测定一次，时间相对固定。对有伤病残疾的可以免于测定。体质测定要具有符合体质测试项目要求的场地、器材。体质测定的保健人员，应经过培训，并负责测试小组人员的培训、质量监督管理及测试工作中的医务监督。测定后保健人员要及时对测试数据进行整理、综合分析，分析结果上报园领导，用数据有效地指导园所、班级开展体格锻炼。保健人员可按上级要求将体质测定数据上报有关部门，也可反馈给家长，家园共育促使幼儿身体机能全面提高。

2. 国民体质测定标准手册（幼儿部分）

（1）分组和测试指标

按年龄、性别分组，3～5 岁每 0.5 岁为一组；满 6 岁不足 7 岁为一组。男女共计 14 个组别。

3 岁组：3 岁，该幼儿计算出的年龄＜3 岁 6 个月；

3.5 岁组：3 岁 6 月，该幼儿计算出的年龄＜4 岁；

4 岁组：4 岁，该幼儿计算出的年龄＜4 岁 6 个月；

4.5 岁组：4 岁 6 月，该幼儿计算出的年龄＜5 岁；

5 岁组：5 岁，该幼儿计算出的年龄＜5 岁 6 个月；

5.5 岁组：5 岁 6 月，该幼儿计算出的年龄＜6 岁；

6 岁组：6 岁，该儿童计算出的年龄＜7 岁。

测试指标：测试身体形态和素质两类。通过测试评定其生长发育情况及素质的灵敏度、下肢爆发力及肌肉的力量、上肢、腰腹肌的力量、协调性、柔韧性。

测 试 指 标 表

类别	测试指标
形态	身高
	体重
素质	10 米折返跑
	立定跳远
	走平衡木
	网球掷远
	双脚连续跳
	坐位体前屈

（2）测试方法：注意幼儿测试前保持安静状态，着装适合运动。

形态指标按健康检查测量身高和体重，素质指标需要经过以下测试综合测查评定。

①10 米折返跑

注意事项：需要秒表若干块，场地平整。测试前告知受试幼儿应全速跑，跑的途中不能串道，接近终点时不要减速。跑道的起终点和目标线处不能站人。

测试方法：测试时在场地画出宽 1.22 米、长 10 米的直线跑道若干道。在每道跑道折返处要设一手摸触物体（如木箱、门等），在跑道的起终点 3 米处画一条目标线。受试幼儿要至少两组以上。让其站立在起跑线后面，告知一听到起跑口令，立即起跑全力跑向折返处，测试人员看幼儿起动时开秒表计时。受试幼儿用手摸到物体后，立刻转身跑向目标线，当其胸部到达起终点的垂直面时，测试人员停表。测试一次。记录时以秒为单位，要求保留小数点后一位数，小数点后第二位按"非零进一"进位，如9.11秒记录为9.2秒。

②立定跳远

注意事项：需要卷尺、三角板、沙坑（在沙坑边缘20厘米处设立起跳点）或软地面。幼儿起跳时，不能有垫跳、助跑、连跳等动作。

测试方法：测试幼儿双脚自然分开站立在起跳线后，摆动双臂，双脚用力蹬地，尽最大力气向前跳，测试者测量起跳点至距离起跳点最近脚跟的直线距离。测试两次取最大值。记录以厘米为单位，小数不记录。

③走平衡木

注意事项：需要秒表。平衡木长3米、宽10厘米、高30厘米，在平衡木两端的起终点要各加一块长宽各20厘米、高30厘米的平台，供受测试幼儿站立。测试时，注意保护幼儿以免发生意外，如果测试者中途落地则要重新测试。

测试方法：幼儿面向平衡木，双臂侧平举站好，听口令即开始往前走，测试者开始计时，当幼儿的任何一只脚尖超过终点时停止计时。测试两次取最好成绩，以秒为单位，保留小数点后一位。

④网球掷远

注意事项：需要网球若干、卷尺。投球时不能助跑，为避免发生伤害事故，投掷区严禁进人。

测试方法：在平坦地面上画一长20米，宽6米的长方形，在长方形内，每隔0.5米画一条横线。以一侧为投掷线。幼儿身体面向投掷方向，两脚前后分开，站在投掷线后约一步的距离，不能踩线，告知受测幼儿，单手持球举过头顶尽力向前掷出，不踩或超过投掷线。记录投掷线至球落地点后沿之间的距离。如果球的着地点未超过20米，可以用米尺测量；如果球的着地点超过测试场的宽度，要重新测试。测试两次取最好的成绩，记录以米为单位，保留小数点后一位。

⑤双脚连续跳

注意事项：需要软方包10块（每块宽、高各5厘米，长10厘米）、卷尺、秒表。在平坦地面上每隔0.5米画一长横线，共画10条，在每条横线上各横放一块软方包。起跳点要求距离第一块软方包为20厘米远。测试时，如果幼儿单脚跳（超过一次）和一次跳跃两个软包或踩在软包上、把软包踢乱的，应该重新测试。

测试方法：受测幼儿两脚并拢，身体面向软包方向，站在起跳线后面，当听到起跳口令即开始双脚同时起跳，测试者即开始计时。受测幼儿两脚两次以下跳过一块软包，连续跳过10块软包，当他跳过第10块软包双脚落地时，停止计时。测试两次取最大值，记录以秒为单位到小数点后一位，小数点后第二位按"非零进一"进位。

⑥坐位体前屈

注意事项：需要坐位体前屈测试仪。测试前，注意测试者要做准备活动防止肌肉拉伤；测试时，告知受测者，两膝关节不能弯曲，双臂要同时慢慢前推，不要突然前震，要双手推游标；每次测试前，游标都要恢复在导轨近端待用位置。

测试方法：受测幼儿坐在垫子上，两腿伸直，全脚掌蹬在测试仪的平板上，两脚跟并拢脚尖自然分开坐正，双臂并拢向前平伸，双手掌心向下，上体前屈，用两手中指推动游标平稳前移直至游标不能移动为止。测试两次取最大值。记录要正确填写正负号，以厘米为单位，保留到小数点后一位。

体质测定评定方法与标准：评定采用单项和综合评级进行。单项评分是身高体重评分及各项素质指标评分，采用 5 分制。再根据受试幼儿的各个单项得分之和进行综合评级，共分 4 个等级（见第四章）。注意，如果任何一项指标无分则不能进行综合评级。

四、健康检查

（一）幼儿健康检查

1. 新生入园体检制度

所有新入幼儿园的儿童，必须持当地妇幼保健机构、医疗机构的入园体检表，并按项目无遗漏地进行健康检查，体检合格经检查机构盖章后方可入园。离园两个月以上的幼儿必须重新体检。转园的幼儿，要持转园证明，手续齐全，方可入园。

做好新生体检的统计和分析工作，及时筛查体弱儿（如肥胖、营养不良、贫血等），列入体弱儿专案管理。了解新生的疾病史、传染病史、过敏史和生活习惯，做好特殊疾病（如哮喘、癫痫、皮肤过敏、习惯性脱臼等）登记工作，便于保健医和班级教师对其进行特殊的观察和护理。

2. 幼儿定期体检制度

每位幼儿均应建立健康档案（包括体检册、预防接种登记）。幼儿园按要求每年至少测量体重两次，测身高和视力、听力筛查各一次，检查贫血、龋齿一次。其中一次必须由当地妇幼保健机构或幼儿园的上级保健医院为全园幼儿进行体检。体检后，及时对幼儿体格发育情况进行分析评价，并将检查结果和评价情况反馈家长，同时督促家长及时带患有龋齿、视力不良、贫血、沙眼等疾病的幼儿到医疗机构进行矫治，及时追踪其治疗反馈信息。

3. 幼儿全天健康检查制度

坚持每天的晨、午检和全日观察制度。每天按要求对幼儿进行晨间检查，认真做好一摸：有无发烧；二看：精神、皮肤和五官（外表）；三问：饮食、睡眠、大小便和患病情况；四查：有无携带不安全物品，发现问题及时处理。严禁患不宜入园疾病（如传染病）的幼儿入园。晨检时接受服药幼儿的家长带来的药品，做好幼儿服药的登记工作，即注明幼儿班级、姓名、日期、药品名称和剂量、服药时间、内外服、服药要求、家长认可签名，并且在保健医生的指导下服用。严禁幼儿私自带药入园，对幼儿私自带来的药品必须向家长问明情况再作处理。对家长带药接收前，一定要仔细检查药品的药名、计量、药物是否与幼儿服药单相符。对标识不清、疑有异常的药品，有权退回。喂幼儿服药，须在保健医生的指导下进行。对晨检时情绪不好的幼儿，或在家有不适情况、近日患病后返园的幼儿，重点观察其精神、食欲、睡眠等情况，全天予以特别的关注，并按时、准确填写到"班级全日观察册"中。保健医重点对在家发烧、腹泻、呕吐等情况的幼儿进行观察。

根据本园的实际情况，晨检采用保健人员和班上老师相结合的检查方式。午检在午睡后进行，晚检在全托园所实行。保健人员负责全日健康检查的巡诊。保教人员应对幼儿全日的精神状态、饮食、睡眠、大小便进行观察，并对体弱儿、超重、肥胖儿、带药幼儿给以关注。保健人员每日要深入班级巡诊两次，全托园要增加晚间巡诊。发现患病情况，要尽快与家长联系，以便患儿及时到医院就诊。要及时全面掌握幼儿当天出勤情况，及时了解幼儿缺勤原因。在全日健康检查及全日健康观察中发现的问题及处理情况，应由检查者负责详细登记。如有开设亲子班的园所，要对幼儿及看护人进行晨检并做好健康观察，也要掌握幼儿出勤情况。

（二）工作人员健康检查

保健人员对园所的教职工管理要求如下。

①负责本园全体工作人员的体检组织管理，负责每年一次的复诊通知组织工作。

②发现在岗工作人员患有精神病的，应立即调离托幼机构。

③在岗职工在体检时检出患传染性疾病及疑似传染性疾病等，应立即要求其离岗，并做好记录及保密工作。所有工作人员，或患传染性疾病的工作人员经治疗病愈后，需凭体检单位签发的"健康证明书"，持证方能上岗工作。

五、 卫生与消毒

（一）相关概念

1. 传染病的疫源地： 指传染病及其排出的病原体可以传播到达的地区，即可能发生新病例、新感染的范围。

2. 疫源地的消毒： 为杀灭由传染源排出的病原体，对传染源的疫源地进行消毒。

3. 根据实施消毒时间不同分为： 终末消毒，即当患儿确诊传染病离园后，对其班进行彻底消毒（即对其住过的房间、用具、物品均要分别消毒）。随时消毒，即对在园没有离开前，对其排泄物及一切接触过的物品及时消毒。

4. 预防性消毒： 在日常时间对可能受到病原体污染的地方及物品进行常规消毒，如图书、玩具、餐具、桌椅、室内空气等。

（二）环境与物品卫生

1. 空气消毒、通风换气常规

每天早晨在幼儿入园前15～30分钟，开窗通风。秋冬季视天气情况掌握开窗通风时间，每天通风次数不低于4次，保持室内空气清新，温度适宜。室内每周紫外线灯消毒1小时（传染病流行期间可适当增加次数）。启用空调时，应注意使用加湿器，室内外温差不宜过大，一般冬季室温不超过15～18度；夏季室温不低于26～28度。

2. 玩教具、生活用品消毒常规

（1）玩具、图书要保持清洁，每周清洗/消毒一次。

（2）餐具、餐桌一餐一消毒。餐具按照清、消、清的规范清洗消毒，洗后无污渍。

（3）幼儿毛巾、水杯专人专用，分格放置，保持清洁，一日一消毒。

（4）幼儿被罩、床单、枕套每半月一换并清洗消毒，被褥一月晾晒一次。

（5）下班前消毒时应将所有水杯（包括未出勤幼儿的水杯）、点心盘和点心夹洗净后，放入消毒柜消毒。

（6）每天下班前应将暖壶（或保温桶）、水壶中的余水倒干净，敞开盖子，以免积水垢、滋生细菌，每周清洗饮水用具一次。

（7）盥洗室内所有盆、桶、壶等用具，应洗净消毒晾干后放入橱柜，以免柜内产生潮气、霉变。

（8）所有卫生用品如扫把、簸箕、拖把、抹布等都要清洗、消毒、晾干后收好备用，以免霉变或有异味。

3. 卫生消毒方法

（1）空气消毒：开窗通风，简便易行，是最常用的空气消毒方法，效果较好，注意通风应做到空气对流，每次通风在 15～30 分钟以上。

（2）紫外线消毒：紫外线灯要求按照每立方米 1.5 瓦计算灯管使用量。消毒时，应关闭门窗，每次消毒应持续照射 60 分钟以上。消毒时禁止有人在。消毒后要开窗通风。紫外线灯管使用时间要详细记录，并按紫外线灯管的使用期限及时进行更换，以免达不到消毒目的。

（3）食具、炊具、餐具消毒

①煮沸、蒸汽消毒 15 分钟以上。

②餐具消毒柜，应使用国家标准规定的产品，按使用说明使用。

③使用次氯酸钠类消毒剂消毒，应使用符合卫生部《次氯酸钠类消毒剂卫生质量技术规范》规定的消毒剂。使用浓度为有效氯每升含量 250 毫克，持续浸泡 5 分钟以上。

④用消毒剂消毒用具时，必须先去残渣、清洗后再浸泡消毒，消毒后应将残留的消毒剂冲净。

（4）水果消毒：将水果先清洗后再消毒。消毒液，应使用符合卫生部《次氯酸钠类消毒剂卫生质量技术规范》规定的消毒剂。使用浓度为有效氯每升含量 100～200 毫克，应持续浸泡 10 分钟，消毒后用生活用水将残留消毒剂冲净再食用。

（5）毛巾、织物类消毒

①用洗涤剂清洗干净后，阳光直射下晒干，暴晒时不能叠加，暴晒时间要 6 小时以上。

②煮沸或蒸汽 15 分钟。

③消毒剂浸泡，应使用符合卫生部《次氯酸钠类消毒剂卫生质量技术规范》规定的消毒剂。使用浓度为有效氯每升含量 250～400 毫克，应持续浸泡 20 分钟以上。消毒时应将织物全部浸没在消毒液中，消毒后用生活用水将残留的消毒液洗净。

（6）玩具图书类消毒：不能清洗湿拭的玩具图书，每周至少通风晾晒一次，暴晒时不能叠加，持续时间要在 6 小时以上。也可用紫外线灯直射（不能叠加），持续时间 60 分钟。

（7）物体表面消毒：桌椅、围栏、门把、水龙头、扶梯、台面、家具表面等，要求每天至少消毒一次，应按照清水、消毒水、清水的程序操作。消毒液应使用符合卫生部《次氯酸钠类消毒剂卫生质量技术规范》规定的消毒剂。使用浓度为有效氯每升含量 100～250 毫克，应持续浸泡或擦拭 10～30 分钟，消毒后用生活用水将残留消毒剂清净。

（8）室内、卫生间地面消毒：每天至少消毒一次或根据实际情况消毒。消毒液应使用符合卫生部《次氯酸钠类消毒剂卫生质量技术规范》规定的消毒剂。使用浓度为有效氯每升含量 400～700 毫克，表面擦拭 10～30 分钟后，用生活用水将残留消毒剂清净。

（9）便器等容器消毒：每次用后消毒，消毒液应使用符合卫生部《次氯酸钠类消毒剂卫生质量技术规范》规定的消毒剂。使用浓度为有效氯每升含量 400～700 毫克，应持续浸泡 10～30 分钟，消毒后用生活用水将残留消毒剂清净。

（10）清洁用具、拖布消毒：随用随消毒，消毒时要将消毒物品全部浸没在消毒液中。消毒液应使用符合卫生部《次氯酸钠类消毒剂卫生质量技术规范》规定的消毒剂。使用浓度为有效氯每升含量 400 毫克，应持续浸泡或擦拭 20 分钟，消毒后用生活用自来水将残留消毒剂清净、晾干存放。

（11）传染病消毒：根据相应的传染病按《中华人民共和国传染病防治法》的规定，配合当地疾病防控中心实施。

（三）个人卫生

1. 幼儿个人卫生常规要求

（1）幼儿养成使用日常生活用品专人专用的良好习惯，每人每天固定一巾一杯。

（2）幼儿养成进屋先洗手、饭前便后洗手、吃东西前先洗手的良好习惯。每天早晨洗脸，晚上洗脸、洗脚，保持清洁。

（3）每日早晚刷牙，饭后、吃东西喝饮料后漱口。

（4）定期理剪头发，勤洗头、洗澡，保持个人清洁卫生。

（5）每天清洗会阴部，清洗会阴部的毛巾每天消毒，保持干燥清洁卫生。清洗时注意清洗的方向，应该从会阴部的前方向肛门处清洗，以免造成泌尿系统的感染。

（6）保持手、指甲的清洁，不留长指甲。每周剪指甲一次（注意不要剪得太秃），每两周剪脚趾甲一次。

（7）保持服装整洁，勤换洗衣服、帽子、围巾等。被褥、床单要勤换、勤洗、勤晒。

（8）注意保护幼儿视力：活动室要求采光好，必须有良好的照明保证。在阅读、书写、绘画活动时，保持良好的读写姿势。注意用眼卫生，一次连续近距离读、写、画时间不超过 20～30 分钟，近视幼儿时间可以适当缩短。看电视的频率每周一、二次为宜，每次约 20 分钟左右，看电视的距离要求在 2～3 米远，电视机安放高度适中。长时间用眼后应有 10～15 分钟休息时间或组织户外活动，放松双眼、远眺，大龄幼儿可以做眼保健操（做眼保健操前要洗净双手）。

2. 保教人员的个人卫生要求

保教人员工作时要严格遵守卫生消毒制度，衣服整洁，随时保持个人卫生，不留长指甲，必须先洗手才能接触孩子。个人着装整洁大方，不浓妆艳抹，奇装异服，不佩带项链耳环戒指等饰品，长头发要梳好扎起，不涂指甲油，不穿高跟鞋。

（四）预防性消毒

为预防传染病的发生，幼儿园使用的消毒设备和消毒药物必须符合国家相关标准、规定。

幼儿活动室、卧室、卫生间等各物体表面每天应进行一次预防性消毒。春秋冬季每天应至少开窗通风两次，每周紫外线消毒一次（如遇特殊情况，酌情增加消毒次数）。

1. 每日预防性消毒工作内容

（1）开窗通风，消毒擦拭门把手、水龙头、室内各台面。便池中午晚上两次消毒液冲洗、擦拭。擦拭室内门框、窗台、各类柜子。活动室、卫生间的地面。

（2）为幼儿准备消毒后的毛巾、口杯（随后应检查毛巾口杯是否与当日来园人数相符）。

（3）餐前准备（中大班应指导值日生工作），按照清—消—清的顺序消毒餐桌、放置残渣的餐盘、口杯等。

（4）餐后的卫生消毒整理。幼儿如厕的护理，教室、幼儿衣帽柜、卫生间的随时清理消毒。

（5）幼儿服装安放整理、根据情况进行衣物清洗消毒。注意幼儿睡前、起床后的整理消毒。

（6）幼儿加餐准备、清理。加餐用具的清洗消毒。

（7）毛巾、水杯、各种卫生用具的清洗消毒。

（8）离园后的衣物、玩具、室内、卫生间的整理消毒工作。

2. 每周预防性消毒工作内容

幼儿园每周根据本园的具体情况安排口杯架、桌椅各面、各类柜子、灯具、空调、门窗玻璃、活动室与卫生间墙壁、热水器的清洗消毒时间，以及每周五的清扫收尾工作。

注意：每周一次玩具、幼儿拖鞋清洗消毒、图书紫外线消毒。每周一次室内紫外线消毒（必要时可适当增加紫外线消毒次数）。夏季每周清洗消毒幼儿凉席，清洗消毒牙具和衣柜。

3. 每月预防性消毒工作内容

（1）每月彻底大扫除一次。

（2）使用空调时，每次使用前和使用期间每月清洗空调滤网一次。每季度清洗

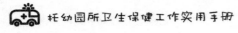
窗帘一次。

（3）每月清洗消毒幼儿床上用品、晾晒被褥一次。

（4）每月将幼儿室内鞋在周末给家长准备好，提示家长带回家清洗消毒（春夏季可视具体情况，定时让家长带走清洗）。

六、 传染病的预防与管理

（一）预防与接种

预防接种是通过打预防针或口服疫苗，使接种者获得对某种传染病的抵抗力的办法。由于刚出生的婴幼儿自身免疫系统还没有发育完善，身体对各种疾病的抵抗力相当薄弱，稍有不慎就容易受到外界不利因素的影响而生病。按照国家计划免疫的要求，婴幼儿出生以后要定期接种多种预防疾病的疫苗。按时进行预防接种对婴幼儿的健康成长非常重要。

预防接种要将人工制成的各种疫苗，采用不同的方法和途径接种到婴幼儿体内。疫苗的接种就相当于使婴幼儿被动地受到一次轻微的细菌或病毒感染，刺激婴幼儿体内产生对这些细菌或者病毒的抵抗力，婴幼儿再遇到这些细菌或病毒时，就不会患相应的传染性或感染性疾病，从而提高婴幼儿抵抗某些疾病的能力。因此，及时进行预防接种，是预防某些传染性疾病或感染性疾病的最方便、最经济和最有效的方法。

1. 国家计划免疫接种的疫苗

计划免疫是按国家规定的免疫程序，有计划地用疫苗进行免疫预防接种，以达到控制和消灭传染病的目的。目前北京市计划免疫的疫苗有卡介苗、乙肝疫苗、脊髓灰质炎糖丸疫苗、麻疹疫苗、无细胞百白破疫苗（百日咳、白喉、破伤风）、麻风腮三联减毒活疫苗（麻疹、风疹、腮腺炎）、乙脑减毒活疫苗、流脑多糖疫苗A群、流脑多糖疫苗A＋C群、甲肝灭活疫苗（儿童型）、白破二联疫苗，这些都必须按规定时间接种。

2. 医院推荐使用的疫苗

随着生物学技术的发展，新的疫苗被不断地研制出来，如水痘疫苗、轮状病毒疫苗、流感疫苗、23价肺炎球菌疫苗、双价肾综合症出血热灭活疫苗等，目前按"自愿接种，免疫收费"的原则推荐使用。各位家长可以根据孩子的具体情况，自愿购买。特别提示：甲肝（进口）、水痘在没有接种禁忌症的情况下，应该考虑进行接种。

3. 免疫预防接种后的一些反应

（1）局部反应：一般在预防接种后24小时左右出现。有些幼儿会在接种部位出现红、肿、热、痛等现象，反应较重的甚至可引起接种部位附近的淋巴结、淋巴管发炎。

根据注射部位肿大的硬结范围，可分为轻、中、重度反应。轻的硬结直径小于2.5厘米，中的硬结在2.5~5厘米。超过5厘米的硬结为重的反应，这种反应一般可持续数小时或数天。如果局部红肿较重，可以在接种2~3天后热敷（卡介苗接种后红肿严禁热敷）。可以早晚各热敷一次，每次5分钟左右。并要注意嘱咐幼儿不要抓挠，同时注意接种部位的清洁，要勤换内衣或用消毒纱布包扎，避免破溃后感染。局部感染时，不要盲目涂药，可用消毒纱布包扎或去医院处理。

（2）全身反应：一般表现为发烧，根据发烧的程度，分为轻、中、重度反应，轻的37~37.5℃，中的37.6~38.5℃。39℃以上为重度。除此之外，有部分幼儿可能会伴有头痛、头晕、全身无力、寒颤、恶心、呕吐、腹痛、腹泻等症状，以上反应一般会在24小时之内消退，很少持续3天以上。对全身反应发烧轻、中度的幼儿，一般注意吃清淡的食物、多喝水、安静休息，如果重度发烧可在临床医生的指导下服用退烧药。一般体温恢复正常后，其他症状也会自行消退。如果高烧不退或有其他异常，应及时送往医院诊治。

（二）传染病预防与控制

1. 预防传染病管理工作

（1）在卫生防疫部门、保健医疗部门的指导下，协助完成儿童预防接种工作，建立儿童预防接种卡，预防接种率达100%。除了暂缓接种、禁忌症外，做到一个不漏，全程足量，保护易感儿童。

（2）传染病流行季节，应加强晨间检查，严禁传染病儿入园。加强各类消毒工作。

（3）幼儿离园2个月以上或外出（离本市、区）返回时，应向家长询问有无传染病接触史，并要经过医务人员重新检查。有从传染病疫源地回来的幼儿要观察两周，无病症的才可返园。对疑似有传染病接触史或有肝炎接触史的幼儿应检疫42天，经体检证实其健康后方能回班。

（4）如发现有传染病儿，不管其是在园内还是在园外传染，应立即隔离治疗，对患儿班级各种物品（包括空气、玩具、水杯、毛巾、被褥等）进行严格彻底的消毒。对患有传染病的幼儿和工作人员应立即隔离治疗。患者待隔离期满痊愈后，经医生证明方可回园所或班。对患儿班级的其他幼儿按各种传染病规定的检疫期进行检疫，检疫期不串班、不混班，不办理入园、转园手续，控制传染病的续发和蔓延。

2. 常见传染病的预防与处理

对各种传染病的预防和处理，要抓好三个基本环节的防治。因为，传染病能够在人群中流行，必须同时具备传染源、传播途径和易感人群这三个基本环节，切断其中任何一个环节，传染病就流行不起来。

（1）控制传染源：不少传染病在开始发病以前就已经具有了传染性，当发病初期表现出传染病症状的时候，传染性最强。因此，对传染病人要尽可能做到早发现、早诊断、早报告、早治疗、早隔离，防止传染病蔓延。患传染病的动物也是传染源，也要及时处理。这是预防传染病的一项重要措施。

（2）切断传播途径：切断传播途径的方法，主要是讲究个人卫生和环境卫生。消灭传播疾病的过程，及时进行一些必要的消毒工作等，使病原体丧失感染健康人的机会。

（3）保护易感者：在传染病流行期间应该注意保护易感者，不要让易感者与传染源接触，并且进行预防接种，提高易感人群的抵抗力。加强易感者的体质锻炼，增强抗病能力。开展爱国卫生运动，搞好环境和个人的卫生，消灭苍蝇、蚊子、老鼠等传播疾病的动物，对于控制传染病的流行能起很大作用。

3. 具体预防措施

不同的传染病有不同的预防方法，但基本的预防措施是相通的。我们只要注意以下几点，就能有效地减少疾病的发生和传播。

（1）合理膳食，增加营养，多饮水，摄入足够的维生素，多吃富含优质蛋白、糖类及微量元素的食物，如瘦肉、禽蛋、大枣、蜂蜜和新鲜蔬菜、水果等。

（2）积极参加体育锻炼，多到郊外、户外呼吸新鲜空气，每天散步、慢跑、做操等，增强体质。

尽量少去人口密集、人员混杂、空气污染的场所，如农贸市场、个体饮食店、游艺活动室等。

（3）勤洗手，用肥皂流动水彻底清洗干净，不用脏毛巾擦手。

（4）每天开窗通风，保持室内空气新鲜。

（5）合理安排好作息，做到生活有规律。注意不过度疲劳，以免抗病力下降。

（6）不吃不清洁的食物，拒绝生吃各种海产品和肉食，不吃带皮水果，不喝生水。

（7）注意个人卫生，不随便吐痰，打喷嚏捂口鼻，后洗手。

（8）发热或有其他不适及时就医。到医院就诊最好戴口罩，回家后先洗手，避免交叉感染。

（9）避免接触传染病人，尽量不去传染病流行疫区。

（10）传染病人用过的物品及房间及时消毒，如日光下晾晒被褥，消毒房内门把手、桌面、地面用含氯消毒剂喷洒、擦拭。

传染病虽然种类繁多，但只要我们重视预防工作，做到早发现、早隔离、早诊断、早治疗，就可以有效地阻断传染病的流行与传播。

（三）幼儿常见传染病的预防

1. 手足口病

手足口病是由多种肠道病毒引起的一种常见传染病，以婴幼儿发病为主，特别4岁以下的宝宝易得这种病。夏秋之交都有发病，9月是高峰期，需要注意。患了手足口病，大多数患儿症状轻微，有出现咳嗽、流口水、不爱吃东西的现象，嗓子里还可出现一些小水泡。最典型的起病过程是中等热度发热（体温在39℃以下），进而出现咽痛，手、足、口腔等部位有皮疹或疱疹为主要特征。少数患儿会有神经系统症状，并发无菌性脑膜炎和皮肤继发感染，但极少有后遗症。

手足口病的预防措施如下。

（1）流行期间不宜带幼儿到人群聚集、空气流通差的公共场所，注意保持环境卫生，居室要经常通风，勤晒衣被。

（2）幼儿出现相关症状要及时就诊，且不要接触其他幼儿，父母要及时对患儿的衣物进行晾晒或消毒，对患儿粪便进行消毒处理，注意休息，以减少交叉感染。

（3）在接触幼儿前、替幼儿更换尿布、处理粪便后均要洗手，并妥善处理污物。

（4）婴幼儿使用的餐具应充分清洗消毒。

（5）饭前便后、外出后要用肥皂或洗手液等给幼儿洗手，避免接触患病幼儿。

（6）中药预防：在流行期间可到医院开取预防手足口病的中药服用，有很好的效果。

2. 流感（流行性感冒）

流行性感冒简称流感，是由流感病毒引起的急性呼吸道传染病，具有很强的传染性，其发病率占传染病之首位。儿童是流感的易感人群，其中3～4岁刚进入幼儿园的幼儿是流感的高危人群，5～7岁的幼儿是流感的高发年龄组，感染率可在50%以上，比成人高1.5～3倍。专家表示，对于幼儿而言，预防流感更重要。

流感的潜伏期为1～3日，主要症状为发热、头痛、流涕、咽痛、干咳，全身肌肉、关节酸痛不适等。发热一般持续3～4天，也有表现为较重的肺炎或胃肠型流感。传染源主要是病人和隐性感染者，传染期为1周。流感以空气飞沫直接传播为主，也可通过被病毒污染的物品间接传播。人群对流感普遍易感。

（1）年龄不同，流感症状不同

①低龄儿童，3～4岁的幼儿流感的临床症状往往不典型，部分患儿表现为突然高热伴全身不适症状，或伴有呕吐和腹泻等消化道症状，也可见高热惊厥。部分患儿还可表现为急性喉炎、气管、支气管炎，或出现声音嘶哑、严重者出现气道梗阻

等症状。

②5～7 岁幼儿的症状与成人比较相似，起病急，全身发病症状明显，表现为持续高热、头痛畏寒、四肢肌肉酸痛、乏力，随后出现咽痛、流涕、流泪、咳嗽等呼吸道症状。

（2）流感并发症的严重危害

流感常常伴有很多并发症，这些并发症对于幼儿会产生许多不利影响，有的甚至是致命的。孩子的年龄越小，发病就会越重，造成的健康风险也就越大。流感对幼儿的健康伤害主要源自并发症，包括肺炎、支气管炎、心肌炎、脑膜炎和中耳炎等。

（3）流感幼儿的家庭护理要点

①保证患儿充分休息。得了流感的患儿应充分休息，避免去公共场所，减少传播机会及交叉感染机会。

②保持室内空气清洁，室内要经常通风。患儿的居室应阳光充足，经常通风换气，保持空气新鲜。

③调整饮食，注意多喝水，吃清淡饮食。让患儿多饮白开水，促进体内毒素排出。多吃清淡、易消化、有营养的半流质或流质饮食。

（4）托幼机构集体的预防和处理：对患病的幼儿早期隔离，嘱其卧床休息、积极治疗。病愈后再上幼儿园。注意开窗通风。引导幼儿勤洗手，在流行期间不去人员密集的场所。平时注意锻炼身体，提高机体抵抗能力。流行期间可以提前注射流感预防针。

3. 水痘

水痘是水痘带状疱疹病毒引起的一种急性传染病。传染性强，儿童多见、成人较少。全年均可发病，多见于冬春季节。水痘患者是主要的传染源。患者的疱疹、血液、口腔分泌物中都含有病毒。从发病日到全部皮疹干燥结痂都有传染性。水痘主要通过飞沫和接触传播，多为呼吸道飞沫传染和接触了被水痘病毒污染的食具、玩具、被褥及毛巾等的接触传染。

（1）发病症状

潜伏期 14～17 天，起病急，初期可有发热、头痛、咽痛、食欲减退、全身不适等轻微症状。体温 38～39℃。成人较幼儿明显，一般 1～3 天内发疹。皮疹多见于头部、背部躯干，然后蔓延至面部，最后达四肢，呈向心性分布。水痘初起为红色斑疹、丘疹，数小时至 1 日后变成绿豆大小的疱疹，周围绕以红晕。疱疹壁薄易破，伴有瘙痒。经数天或 2～3 周，干燥结痂，痂脱而愈，不留疤痕。若水疱抓破后可引起继发感染。病后可获得终身免疫。水痘传染性很强，水痘的比较典型的临床表现是，中低等发热，很快成批出现红色斑丘疹，呈向心性分布，即先躯干，继头面、四肢，而手足较少，且瘙痒感重。红色斑丘疹，会迅速发展为清亮的卵圆形的小水疱，24 小时后水疱变浑浊，易破溃，然后从中心干缩，迅速结痂。临床上往往丘疹、水疱疹、结痂同时存在。接受正规治疗后，如果没有并发感染，一般 7～10 天可治愈。由于本病传染性强，患者必须早期隔离，直到全部皮疹干燥结痂为止。

（2）水痘的护理

水痘初期应多饮温开水，注意休息，保持皮肤的清洁卫生，皮肤瘙痒时，可涂抗病毒药膏。禁用肾上腺皮质激素。接受正规治疗。

（3）主要预防措施

①隔离病人，待疱疹干燥结痂后，解除隔离。

②培养良好卫生习惯，勤晒衣被，勤洗澡，勤换洗衣服，勤洗手。

③教室要经常开窗通风，保持环境整洁，空气流通。

④在水痘流行期间应加强晨检，班级发现水痘患者应及时报告，隔离传染源，及时治疗，待全部皮疹干燥结痂后回校。

⑤可以进行水痘预防注射免疫。

4. 流行性腮腺炎

流行性腮腺炎，俗称"乍腮"，是由腮腺炎病毒引起的急性、全身性感染的传染病，一般两周左右可治愈。预后良好，病后有持久的免疫力。

（1）传播途径

流行性腮腺炎是世界性疾病，病毒主要通过空气飞沫、直接接触等途径传播。全年均可发病，以冬、春季为多发期。发病以儿童和青少年为主，1 岁以内少见。对流腮没有免疫力的成人也可感染发病。感染本病后可获终身免疫。

（2）临床表现

潜伏期为 14～25 天（从感染病毒到发病出现症状）。发病表现为低热、头痛、肌痛等。腮腺肿大是该病的主要表现，一般持续 7～10 天，常一侧先肿大 2～3 天后，对侧腮腺亦出现肿大。有时肿胀仅为单侧，或腮腺肿大同时有颌下腺肿大。部分仅有颌下腺肿大而无腮腺肿大，这种亚临床型的存在，易造成诊断、预防和隔离方面的困难。腮腺肿大的特点是以耳垂为中心，向前、后、下扩大，边缘不清，触之有弹性感，有疼痛及触痛，表面皮肤不红，可有热感，张口、咀嚼特别是吃酸性食物时疼痛加重。肿痛在 3～5 天达到高峰，一周左右消退。同侧咽喉及软腭可有肿胀，扁桃体向中线移位。

（3）腮腺炎并发症

①脑膜脑炎为儿童期最常见的并发症，约占 15％的病例，腮腺炎脑膜炎一般预后良好。

②睾丸炎是男孩最常见的合并症，青春发育期后的男性发病率高达 14～35%。早期症状为发热、寒战、头痛、恶心、下腹疼痛，患侧睾丸有明显疼痛、肿胀、触痛。

③卵巢炎，5%青春期后女性患者可并发卵巢炎，有发热、呕吐、下腹疼痛及压痛，但不影响日后生育功能。

④其他胰腺炎、心肌炎等。

（4）处理

本病是一种自限性疾病，抗病毒药物无效，主要为对症处理治疗。要保持口腔卫生，饭后用盐水漱口。患儿应卧床休息，适当补充水分和营养，饮食不吃甜、酸性食品。无并发症者一般预后良好。

（5）预防

①幼儿园要加强晨检制度，缺勤幼儿要查明原因，发现新病例要及时报告上级保健部门。

②患流行性腮腺炎的患儿必须在家隔离治疗，待腮腺肿胀消退一周后方可返园。

③出现流行性腮腺炎病例的班级要停止与其他班级的交流活动。

④平时多去室外活动，增强幼儿体质，活动场所多通风换气，注意消毒。

⑤建议未患过流行性腮腺炎也未接种过流行性腮腺炎疫苗的幼儿接种流行性腮腺炎疫苗，提高对流腮的免疫力。

5. 风疹

风疹是一种由风疹病毒引起的急性呼吸道传染病，春季是风疹的高发季节。开始一般仅有低热及很轻的感冒症状。发烧后，身体上会出现红色斑点状疹子。有时全身感到不适，或颈部的淋巴结肿大。多在发病后 1～2 天出现皮疹，疹的形状及分布与麻疹相似，出疹迅速，由面部开始发展到全身只需要 1 天的时间，发烧 2～3 天即消退，其他症状也基本同时消失。发热即出疹，热退疹也退，这些是风疹的特点。枕后、耳后、颈部淋巴结肿大，也是本病常见的体征。

（1）传染源和传播途径

风疹患者、带有风疹病毒却没发病的人和先天性风疹患者是此病的传染源。儿童及成人都可能得此病，发病前 5～7 天和发病后 3～5 天都有传染性，起病当天和前一天传染性最强。感染后基本上能获得永久保护。空气飞沫传播是风疹的主要传播途径，日常的密切接触也可传染。

（2）风疹的预防及护理

风疹一般无须特殊治疗，诊断明确后，在家观察休息，做好皮肤、口腔的清洁护理，吃易消化、富有营养的流食或半流食，注意安静休息。预防及护理措施如下。

①发现风疹病儿，立即隔离，隔离至出疹后 5 天。

②风疹流行期间，不带儿童去人员密集的公共场所，避免与风疹患儿接触。保护孕妇，尤其妊娠初期 2～3 个月内，避免接触风疹患儿。

③患儿要卧床休息，避免直接吹风，防止受凉后引起其他病症而加重病情。发热期间，多饮水。饮食宜清淡和容易消化，不吃煎炸与油腻之物。

④告知患儿不要抓挠，防止搔破皮肤，引起感染。

⑤接种免疫，对未患过风疹，也未接种过风疹疫苗的儿童，建议接种风疹疫苗，以提高对风疹的免疫力。

6. 流脑（流行性脑脊髓膜炎）

流行性脑脊髓膜炎简称流脑，它是由脑膜炎双球菌引起的急性呼吸道传染病，传染性较强。流脑发病初期类似感冒，流鼻涕、咳嗽、头痛、发热等。病菌进入脑脊液后，头痛加剧、嗜睡、颈部强直、有喷射样呕吐和昏迷休克等危重症状。传染源主要为病人或带菌者，传播途径以空气飞沫直接传播为主，潜伏期一般为 2～3 天，最长的为一周。人群普遍易感，好发于低龄儿童。

7. 麻疹

麻疹是由麻疹病毒引起的急性传染病，潜伏期 8～12 天，一般 10 天左右可治愈。典型的临床症状可概括为"三三三"，即前驱期 3 天，出疹前三天出现 38 度左右的中度发热，伴有咳嗽、流涕、流泪、畏光，口腔颊黏膜出现灰白色小点；出疹期 3 天，病程第 4～5 天体温升高达 40 度左右，红色斑丘疹从头开始渐及躯干、上肢、下肢；恢复期 3 天，出疹 3～4 天后，体温逐渐恢复正常，皮疹开始消退，皮肤留有糠麸状脱屑及棕色色素沉着。麻疹主要通过呼吸道飞沫途径传播，病人是唯一的传染源。患病后可获得持久免疫力，第二次发病者极少见。未患过麻疹又未接种过麻疹疫苗者普遍具有易感性，尤其是 6 个月至 5 岁的幼儿发病率最高（占 90％）。

8. 猩红热

猩红热是主要由 A 组链球菌引起的急性呼吸道传染病。早期咽部充血、扁桃体红肿，表现为发热、咽痛、头痛、恶心、呕吐等症状。一般发热 24 小时内出现皮疹，开始于耳后、颈部、上胸部，一日内蔓延至全身。皮疹呈鲜红色，针头大小，有些像"鸡皮疙瘩"。若用手指按压时，可使红晕暂时消退，受压处皮肤苍白，经十余秒钟后，皮肤又恢复呈猩红色。面部充血潮红，但无皮疹，口唇周围及鼻尖则显得苍白，舌乳头红肿。猩红热的传染源为病人和带菌者，主要通过呼吸道飞沫传播，偶可经接触传播。人群普遍易感，儿童少年多发。该病有特效的治疗药物，治疗效果好，故治愈率高，危害已明显下降，早诊断、正确治疗是关键。

七、幼儿常见疾病及多发病管理（含遗传病）

（一）幼儿常见疾病防治

幼儿身体防御机能发育不完善，很容易生病，因此要注意加强护理。要注意的是，儿童常见的病，比如发烧，不能一发烧就服退烧药、服抗生素。发热是幼儿患病的常见症状，是多种疾病所共有的一种临床表现，应查明原因对症处理。腹泻也是婴幼儿的常见病，多由胃肠功能不健全、肠道功能紊乱、消化不良、细菌感染及内分泌障碍等原因所引起。但腹泻对人体也具有一定的保护作用，肠道内的细菌和毒素均可通过腹泻而排出体外，所以也不必立刻止泻。总之，对待儿童的常见病，要细心观察并用科学的手段诊治，而不能一有生病的迹象就手忙脚乱盲目处理。

防治常见病和多发病的措施是，第一，对新入园儿童的家长进行病史询问，了解新生有无高热惊厥、癫痫、过敏性疾病（包括哮喘、食物过敏）、习惯性脱臼、先天性心脏病等病史，以便保健人员和班级教师、保育员在园内有目的地进行观察和护理。第二，对幼儿在园内突发性的发烧、腹痛、腹泻及损伤等应及时通知家长，同时可以经家长同意后送往医院。第三，要加强幼儿体格锻炼，增强体质，提高幼儿对疾病的抵抗能力。按要求开展好早操（或间操）、体育课和户外体育活动，保证两小时的户外体育活动时间。在正常天气下，要有充足的户外活动时间，每天坚持两小时户外活动，加强冬季锻炼。创造条件，充分利用日光、空气、水等自然因素，有计划地锻炼幼儿体格。锻炼要做到持之以恒和循序渐进，运动项目和活动量适合各年龄班的特点。对个别体弱儿要予以特殊照顾。

1. 便秘

（1）便秘的原因

①饮食因素：进食量少，消化余渣少，使大便少而干。另外，食物成分安排不适宜，精细食品及肉类高蛋白食品多，缺少粗纤维的食品，也会使大便干燥。

②生活因素：生活安排不规律，没有定时排便的习惯，难以形成排便的条件反射。另外，缺乏运动、周围环境的改变、精神刺激等都可能使肠功能失调，从而出现便秘。

③疾病因素：肛门狭窄、肛裂等，饮水少排汗多，高热体内脱水，都易使大便干结。营养不良时，肠蠕动减慢，水分被大量吸收也可能出现粪便干燥。

④便秘的表现：两天以上无排便或大便干燥发硬，成球状。幼儿排便困难、情绪不好、饮食不好、腹胀、排便时大便坚硬、肛门疼痛，有时还会出现便血、孩子不愿大便。

（2）便秘的预防

①调整饮食结构，注意荤素搭配，多吃新鲜的蔬菜水果。其一，多吃深色水果，吃颜色深的水果可以预防便秘以及感冒等问题发生，比如芒果、黄桃、猕猴桃等深色水果富含维生素 C，对于增强体抗力有很好的效果，而且，多吃水果可以促进肠胃蠕动，预防便秘发生。其二，多吃粗纤维食物，多吃粗纤维的食物有助于缓解便秘问题，而蔬菜、水果中富含粗纤维，可以有效预防便秘。其三，注意多吃润肠饮食，预防儿童便秘也可以吃些润肠食物，比如银耳、百合、生梨等加蜂蜜煮粥或炖汤等。另外，山药、荸荠、萝卜及大蒜、洋葱，也都能起到通便作用，有利于消化，预防便秘。蜂蜜、核桃仁、香蕉、芝麻等也具有润肠通便作用，也是预防便秘的饮食。

②培养孩子养成不偏食、不挑食的饮食习惯。每日生活规律、按时大便。

③红薯有促使大便变软的作用，建议每周给孩子吃 2～3 次。给孩子定期做腹部顺时针按摩也是个好办法。如果长期便秘，可以到医院诊治。需要注意的是，除了可以通过上述的措施，帮助儿童避免便秘之外，家长、老师一定要培养幼儿养成良好的饮食习惯，饮食定时、定量，少吃零食同时增加活动量，促进孩子的食欲。

2. 鼻出血

鼻出血又称鼻衄，是儿童最常见的症状之一。幼儿鼻黏膜血管丰富娇嫩，有些地方汇集成网状，血管弯曲扩张，当鼻部干燥或受到外部冲击或打喷嚏时都可使曲张的血管破裂出血。在天气干燥或一天之间的温差变化较大时，也会使幼儿鼻黏膜分泌的液体挥发较快，鼻腔缺乏水分干涩发痒，容易出血。气温的忽冷忽热，鼻内毛细血管为了适应外界气温的变化，会随之出现反复扩张和收缩的状态。幼儿鼻内毛细血管娇嫩，难以适应这种不断变化而出血。幼儿常常喜欢抠挖鼻孔，并且生性好动，跌倒撞伤时有发生，甚至还会将玩物、纸团等塞到鼻子，也会导致鼻出血。如果缺乏维生素，如维生素 K、维生素 C、B 族维生素的缺乏也可造成鼻子出血。另外，血液性疾病如白血病、血小板减少性紫癜等全身性的疾病也可出现鼻出血。

（1）儿童鼻出血的预防

在排除疾病引起的鼻出血的因素外，对容易出鼻血的孩子，可以用以下方法预防鼻出血。

①湿润方法预防：鼻出血需要预防，对于经常鼻出血的幼儿，尤其在气候干燥的季节，可在他们的鼻腔内用石蜡油、甘油、薄荷油、金霉素眼膏、鱼肝油或者用棉团蘸净水擦拭等方法来保持幼儿鼻黏膜的湿润。有的幼儿容易晚上鼻子出血，可在其睡觉前用棉签蘸上金霉素软膏在鼻腔内涂上薄薄的一层，这样可以防止鼻黏膜干燥，有效减少鼻出血。

②避免鼻子外伤：控制幼儿的剧烈活动，尤其对一些患鼻腔局部炎症的幼儿，

如急慢性鼻炎、鼻窦炎等，剧烈活动会使鼻黏膜血管扩张，或者鼻腔发痒，致使幼儿抠挖而出现鼻出血。

③培养幼儿良好的卫生习惯，引导幼儿平时不要抠挖鼻孔，养成用纸巾或手绢擤鼻涕、擦鼻子的良好卫生习惯。

④注意调节饮食，在秋冬干燥季节，尤其要注意合理饮食。切勿多吃炸、煎及肥腻的食物，应该多吃新鲜蔬菜和水果，并注意多喝水补充水分，必要时可服用适量维生素 C、维生素 A、维生素 B_2。

⑤预防感冒和其他呼吸道疾病。如果幼儿患了感冒、扁桃体炎、肺炎或腮腺炎等传染病，都会导致鼻黏膜的血管充血肿胀，甚至造成毛细血管破裂而出血。因此，要预防这些疾病，并及时治疗。

⑥经常性的鼻出血或鼻出血量较多、出鼻血不易止住的儿童，一定要及时送往医院就诊、处理。

（2）鼻出血的简单处理方法

①孩子发生鼻出血时，如果紧张大哭、用力揉擦鼻子等均会加重出血，对幼龄孩子可抱起取半卧位，大龄儿童可直坐位。出鼻血的儿童绝不能低头或头后仰，因为头后仰时鼻血会从咽后壁流入食道及胃，不久就会从胃再呕出，从而掩盖鼻出血的真正原因。要让幼儿取坐位或半坐位，注意保持呼吸道通畅，防止血液经后鼻孔流入口腔，更要指导孩子把流入口的血液尽量吐出，防止血液咽下后刺激胃肠道引起恶心、呕吐或误吸入呼吸道而引起窒息。

②查清出血的鼻侧，用消毒棉球蘸 0.5% 的肾上腺素或蘸红霉素眼药膏塞进出血侧鼻孔，忌用纸卷、棉花乱塞，这不但起不到止血作用，不干净的纸卷及棉花反而会引发炎症。

③压紧鼻翼止血。家长或老师用拇指和食指的第二指节紧紧压住患儿的双侧鼻翼，因为鼻出血的部位一般都在鼻中隔的前部，压迫双侧鼻翼一般都可以止血。让孩子用口呼吸，数分钟即可止血。

④用冰袋、冰毛巾放在前额也可达到协助止血的效果。

⑤如用上述方法处理仍不止血，应立即去医院做进一步检查。如每次出血量不多，但经常性出血，则应在出血时或出血后即去医院检查是否有血液系统疾病。

⑥鼻出血后数小时或数日后，鼻黏膜尚未愈合，要避免剧烈运动，禁挖鼻孔。

⑦特别提示家长，对爱出鼻血的孩子，天气干燥时，房间可使用加湿器。另外，也可使用生理盐水喷鼻加强鼻腔的湿润，或在孩子睡觉前在鼻腔内涂上薄薄的一层油脂，以防干燥出血。

3. 龋齿

龋齿即蛀牙，是危害幼儿健康的重要原因之一。发病原因有多方面的因素，最主要的是孩子吃东西后没有刷牙、漱口，造成口腔内细菌繁殖产生酸菌种，发酵产酸致使牙齿腐蚀出现龋齿。一般乳牙出后不久如果保护不好，就会发生龋齿，6～8岁达到高峰。预防和处理方法如下。

（1）少吃、少喝含糖高的食品饮料，注意补钙。

（2）3岁以下幼儿吃东西后喝水或漱口。3岁以上幼儿早晚刷牙，吃东西后漱口。特别提示：要给孩子配备合适其口腔大小的保健牙刷。教会孩子掌握上牙往下刷、下牙往上刷的刷牙方法。

（3）及时纠正幼儿的不良口腔卫生习惯，如吃手指、咬指甲、咬口唇、咬铅笔等。

4. 幼儿呕吐

呕吐是小儿生活中常见的症状。呕吐严重者可致脱水、电解质紊乱，造成不良后果。

（1）常见原因

①喂养不当，喂奶、饮食过多或吞咽过快吞入空气引起。

②小儿胃肠炎引起胃肠功能紊乱而致呕吐。

③上呼吸道感染引起的咳嗽痰多，也会造成孩子的呕吐。

④肠道不通，如肠梗阻、肠套叠、肠扭转等急腹症。

⑤其他如急性中毒、急性脑炎、晕车、药物中毒等引起。

（2）呕吐的处理

幼儿出现呕吐时，在呕吐后1～2小时内应禁饮禁食，以便使胃肠能够充分休息。如果呕吐后便立刻喂幼儿水或食物，会增加他们胃肠的负担，进而引起持续、严重的呕吐。禁食期间可鼓励孩子安静休息，如果口干可以漱口湿润。如果呕吐两小时后，在此期间一直没有再出现呕吐，就可以给患儿喝少量水，清水、葡萄糖水、用温水调淡的饮料等都可以。为减少腹胀，应尽量避免选择奶类饮品。注意一次不要喝太多，应每次少喝一点，频频饮用即可。通常在呕吐后第三小时，让患儿每五分钟喝10～20毫升水，到了第四小时后，可每十分钟喝20毫升左右的水，第三至六小时每十五分钟喝40毫升左右的水。如果情况确实稳定了，就可以慢慢让孩子吃一些固体食物，但是必须注意食物要简单、容易消化，比如白粥、白面包、面条、饼干等，而咖喱、煎炸、肥腻等难消化的食物千万不能吃。在幼儿吃东西后，睡觉时为避免呕吐物呛入肺部，最好侧身睡，并注意严密观察。

（3）幼儿呕吐需去医院治疗的症状

①严重的呕吐或反复呕吐超过6小时；

②孩子出现脱水症状时，如眼球下陷、嘴唇干燥、皮肤弹性降低、没小便等；

③呕吐物呈黄绿色或其中带有血液；

④呕吐的同时出现严重肚痛，尤其持续肚子痛；

⑤呕吐的同时伴有严重腹泻；

⑥呕吐前有过头部受伤、腹部撞伤；

⑦怀疑有食物、植物、药物引起中毒的可能；

⑧呕吐的同时出现脖子痛、脖子发硬、神志不清或行为异常等症状；

⑨怀疑呕吐物呛入气管引起呼吸困难。

（4）预防呕吐的措施

①饭前组织安静活动，播放进餐音乐，调整好孩子的进餐情绪。

②进餐细嚼慢咽，避免吞入凉空气。饭量适宜，避免暴饮暴食，餐后不跑跳。

③保健医要及时确定孩子呕吐的原因，如果是饮食过多或吞咽过快吞入空气等引起的生理现象而致的呕吐，可以让孩子漱口、静卧，保健医要随时严密观察，及时告知家长。如果呕吐严重应及时到医院确诊治疗。

5. 惊厥（抽风）

幼儿出现惊厥的原因很多，高烧惊厥较为常见，如患上感、流脑、中毒性痢疾等均会使幼儿高烧惊厥。此外，幼儿缺钙引起的手足抽搐，或患有低血糖、中毒等也会引起幼儿惊厥。幼儿惊厥通常是突然发作，意识丧失，头向后仰，眼球凝视，呼吸细弱且不规则，口唇青紫，四肢和单侧或双侧面部抽动，持续的时间可由1～2分钟到十几分钟甚至几十分钟不等。幼儿惊厥后，成人千万不可惊慌失措，不可大声呼叫或用力摇晃、拍打幼儿。应采取以下措施。

（1）让病儿侧卧，保持呼吸道通畅，便于分泌物及时排出，在其上、下磨牙间安放牙垫，防止舌头的咬伤。清除口、鼻，咽喉分泌物和呕吐物，以防吸入窒息，防止异物进入气管。一旦发生窒息，除了及时清除分泌物或呕吐物外，要立即进行人工呼吸，必要时做气管切开。同时，要松开衣领、裤带，保持血液循环的畅通。惊厥严重者需供给氧气。

（2）不要紧紧搂抱幼儿，可轻按幼儿抽动的上下肢，避免幼儿从床上摔下。为防止幼儿掉床跌伤，需有人守护或加用护栏。

（3）防止意外损伤，为防止舌咬伤，可将纱布裹好的压舌板置放在其上下磨牙间将毛巾、手绢等拧成麻花状放于上下牙之间，以免幼儿咬伤舌头。如果病儿牙关紧闭，无法塞入毛巾，不可硬撬。

（4）注意随时擦去鼻涕、口水、痰液等分泌物。

（5）如果是高热惊厥，首先要用药物或物理方法降低体温，同时，必须密切观察患儿体温、呼吸、心率、血压、肤色、瞳孔大小和尿量的变化等。

（6）为防止缺氧性脑损伤，必须立即给予氧气吸入或在其醒后喂些糖水，以防低血糖损伤脑细胞。

（7）其他原因引起的惊厥，可按压人中穴，即唇沟的上三分之一处，临时急救。

特别注意：在幼儿惊厥急救处理的同时，要做好去医院的准备工作，尽快送往医院。当婴幼儿发烧时，切忌包裹过严过厚，否则会增加体温持续上升，导致惊厥加重。

（8）常用物理降温的方法：

①温水擦浴：以 32～36℃ 温水擦浴，使皮肤血管扩张散热。

②酒精擦浴：用纱布蘸取 30％～50％ 的温水酒精，擦患儿的腋窝、腹股沟、肘部、颈部、手心等血管丰富的区域，通过蒸发散热。注意避开心前区，每 30 分钟测一次体温，以防着凉和降温过快。一定要注意，酒精过敏和对酒精不耐受的孩子，不能用此方法。

③冰敷：用冰水、冰袋等冷敷头部、腋下或腹股沟等处（不能冷敷枕部、腹部）。重点降低颅脑部温度，减少代谢及耗氧量，保护大脑，以减少并发症和后遗症。

6. 中暑

（1）中暑的原因

中暑是人体在高温和热辐射的长时间作用下，机体体温调节出现障碍，水、电解质代谢紊乱及神经系统功能损害症状的总称，是热平衡机能紊乱而发生的一种急症。比如，日光长时间照射幼儿的头部或天气过于暑热，在阳光下暴晒过久，头部缺少防护，致使幼儿突然发生高烧、耳鸣、恶心、头晕、眼花、口渴、头痛、呕吐、昏睡、怕光刺激甚至昏迷等现象，这便是中暑。严重的中暑也能致死，千万不可粗心大意，应紧急处理。

（2）中暑症状

在中暑的时候会有轻重不同的临床表现，高温环境下，人们首先会出现“先兆中暑”，表现为多汗、口渴、无力、头晕、眼花、耳鸣、恶心、心悸、注意力不集中、四肢发麻、动作不协调等。这时如果及时转移到阴凉通风处，补充水和盐分，短时间内即可恢复。如果上述症状加重，患者的体温升高到38℃以上，面色潮红或苍白，大汗，皮肤湿冷，脉搏细弱，心率快，血压下降，则有可能是轻度中暑，需要及时处理，休息几个小时。婴幼儿的各系统发育不够完善，体温调节功能差，皮下脂肪又比较多，对散热不利，尤其要引起警惕。

（3）预防中暑的方法

①喝水：喝的时候要慢慢喝，定时定量饮水，不要渴了就猛喝，不口渴时就不喝；要喝烧开过的水，不要喝生水；要喝新鲜的温开水，不要喝放置时间过长的水；不要喝冰水，可以多喝加淡盐的温开水。

②慢慢地适应气温的转变。从事户外活动的时候要放慢速度，不要逞能。

③及时散热，过于炎热的时候应该用冷水冲淋头部及颈部，让水分蒸发帮助散热。

④留意体重变化：中暑有可能导致身体在连续几天内逐渐虚脱，所以如果出现体重在数天内直线下降的情况，应加以留意，及时注意休息，补充营养和水分。

⑤外出戴帽子：夏天外出要戴帽子保护头部，避免太阳的直晒。戴帽子可以减缓头颈吸热的速度，特别是头发短少或发量不多的幼儿。

⑥外出时要穿上衣，以免吸收更多的辐射热，通风的棉衫与不穿上衣相比更有消暑的作用。

⑦穿浅色的衣服，棉衣及聚酯合成的衣物最为透气。

⑧保证充足睡眠：合理安排作息时间，不宜在炎热中午的强烈日光下过多活动。

（4）中暑时应即刻采取以下措施进行处理。

①将病儿移至阴凉通风处，解开衣扣，让其躺下休息。

②用凉毛巾冷敷头部，用扇子扇风，帮助散热。

③让病儿喝一些清凉饮料，或口服十滴水、人丹等。

④对严重的患儿，除采取以上措施外应尽快送往医院处理。

注意：炎热的夏季，幼儿户外活动时间应避开早10点半至下午2点半，因为此时的阳光处于最灼热的阶段。炎热季节幼儿可在树荫或屋檐下游戏，避免阳光直接照射。天气炎热时，教师应提醒幼儿多喝水。

7. 冻伤

幼儿冻伤多为轻度冻伤，多见于耳朵、面颊、手、足等处，仅伤及表面，局部红肿，有痛和痒的感觉。可用冻疮药膏涂于局部。由于受冻处常易复发，不易根治，因此，平时幼儿应注意不要穿过小的鞋子，洗手后将手仔细擦干，脚爱出汗的幼儿应及时换掉汗湿的鞋垫或袜子，并注意经常按摩手、脚、耳、鼻等处。

（二）幼儿常见遗传性疾病

遗传性疾病，是指因受精卵中的遗传物质（染色体，DNA）异常或生殖细胞所携带的遗传信息异常所引起的子代的性状异常。也就是精子和卵子里携带有病的基因，然后传给子女并引起发病，而且这些子女结婚后还会把病传给下一代。这种代代相传的疾病，医学上称之为遗传病。在众多遗传病中，有一些是伴性遗传病，其遗传规律是：带有致病基因但自己不发病的母亲，只把疾病传给男孩，而女孩是健康的（但会像母亲一样带有致病基因）。这样的女性，在其家庭中往往有男性（如兄弟、舅父）病人，而女性（如姐妹、姨母）都健康。色盲就是一种母亲只传给男孩的遗传病。

1. 视力问题

近视、色盲和弱视常都具有遗传性。专家指出，如果父母都近视，孩子患近视的几率是 25％～50％。色盲的遗传是色盲基因仅由母亲携带，并且仅会遗传给男孩，遗传几率约为 50％。如果幼儿经常头疼或在看书、看电视时眯眼睛、流泪，就应考虑是否有视力问题，应及时去医院检查。

2. 湿疹

湿疹属于过敏反应性疾病。湿疹遗传给孩子的几率约为 50％。经常有的家长没有明显的湿疹，但是孩子却有症状，这是因为家长遗传给孩子过敏基因。专家指出，父母遗传给孩子的是过敏基因，不是具体的过敏疾病，所以湿疹也可能是遗传引起的。在所有过敏性疾病中，婴儿时期发病的只有湿疹。如果发现孩子的脸颊、肘关节和膝关节内侧皮肤干痒，起红斑，应及时去医院诊断。

3. 偏头痛

偏头痛的症状，包括头前侧或者两侧刺痛，通常还伴有恶心、呕吐以及怕光、怕声音。遗传的偏头痛常会在儿童 8 岁左右时开始发作。

偏头痛的遗传几率比较高，如果父母一方有偏头痛，孩子患病几率约为 50％，如果父母都患有偏头痛，遗传的几率就会更高。

4. 肠易激综合征

肠易激综合征的典型症状是痉挛性腹痛或者便秘和腹泻交替出现。科学研究认为，患肠易激综合征的人，其直系亲属也有此类症状。如果幼儿经常出现痉挛性腹痛或者便秘和腹泻交替的出现，家长就要及时带他去医院进行诊断。如果经医生诊断确实是此类疾病，就要督促孩子改变生活方式，多锻炼，多吃一些含有益生菌的食物。

5. 情绪紧张、情绪低沉等心理问题

有一些心理问题和情绪状况，也可能与家族遗传有关。如果家族中有抑郁症、躁狂症和强迫症等病史的，就要多注意孩子的情绪，观察他们是否经常有烦躁、焦虑、注意力不集中以及厌食等情况，以便及早求助医生。

为有效预防遗传病的发生，要做基因检查并要注意生育保健，特别是在孕期，应尽量避免接触致畸形、致突变的有害因素。

八、 常见意外事故的预防与管理

儿童期意外伤害是指由预料不到的原因对幼儿身体所造成的损伤或死亡。由于它的突发性及其危害的严重性，已被国际疾病分类（ICD - 9）单独列为一类疾病，并被国际医学界看作 21 世纪影响幼儿生存质量的重要健康问题。为保护幼儿生命健

康，提高生命质量，加强幼儿意外损伤的防护意义重大。

天生活泼好动，但缺乏自觉的防护心理和防范意识，最容易发生意外事故。如果在幼儿园、托儿所、学校、教师及其家长中进行儿童安全知识教育和宣传，增强大家的防范意识，意外伤害事故是完全可以预防和避免的。

（一）托幼园所的安全管理常规

凡是幼儿所能接触到的一切环境措施、食品、玩具、用品、用具，均属于管理范围。

1. 幼儿活动场所

清除园所内幼儿活动场所的一切不安全隐患。活动场地必须平整防滑，室外大型玩具下面必须松软，要定期检查维修，如存在不安全隐患，要停止使用直至修好为止。电器定期检修，电器插座应安装在 1.6 米以上。托幼园所使用的一切化学清洁剂等，应放置在幼儿够不到的地方，班内不准存放灭虫、灭鼠等有毒药品。食堂、锅炉房、洗衣间、电器配备室等危险场所幼儿禁止进入。园所内活动场所，任何车辆不能行驶及停留。

2. 生活用品、玩教具

一切能造成幼儿伤害的用具，如电器、热水瓶、保温桶、成人用刀剪等应放置在幼儿够不到的位置。进餐时，汤盆、菜盆等用具不能从幼儿面前、头顶传递，以免发生意外。

3. 药物

家长委托喂药、带药时要仔细填写服药单，认真注明幼儿班级、姓名、药品名称、服药剂量、服药时间，并请家长签字。幼儿服药前要仔细核对。服药后药品袋保留 3 天备查。服药要有记录并做好交接班。妥善安置药品，要放在幼儿取不到的地方。

4. 食品卫生

加强食品卫生管理，防止食物中毒。培养儿童良好的安静进食习惯，吃饭时细嚼慢咽，防食物呛咳。在儿童臼齿未完全萌出前，不应给予带刺、带骨、带核及整粒的豆子、花生等食品。

5. 建立幼儿接送制度，防止幼儿走失

加强对门卫的管理，选择有责任心的门卫。园所的大门应只在接送时间对外开放，其余时间一律关上，防止幼儿溜出园外。非接送时间接幼儿的家长，应出示证件进行登记。到幼儿园办事的外来人员应先登记，在传达室等候，不得随便入内。同时，要建立班级的交接班制度。保教人员在工作时间不得擅自离开幼儿，教师在带领幼儿进行室外活动前以及活动之后均应清点幼儿人数，防止幼儿独自离开集体。

为了幼儿的安全，幼儿园应建立严格的接送制度，要求幼儿的接送者必须是幼儿的父母、祖父母或固定的接送人。如果临时改变接送人，应提前与教师打招呼，并带接送人来园与教师相认。除此之外的一切外人，都不得接走幼儿。

除此以外，教师应在幼儿一日生活的各环节中仔细观察，准确预见，发现危险因素，及时做出果断处理。

（二）常见意外事故的原因分析与预防

1. 意外事故发生的原因分析

幼儿的意外事故，主要是指日常生活中人们没有事先估计到或难以预料的偶发事件对儿童造成的伤害。托幼机构易发生的幼儿意外伤害事故，原因大致有以下几种。

（1）幼儿体质差，体能弱

幼儿运动机能不完善，动作生硬、笨拙，反应速度缓慢，平衡能力较差，注意范围较小。在活动时往往把握不好平衡，身体重心不稳，动作不协调，相撞时躲闪能力差。幼儿头部占身体的比例大、重，常使幼儿在跌跌撞撞的小跑中跌倒摔伤身体，且幼儿跌倒时四肢不会作出相应的调整，常头面部先着地。随着幼儿年龄的增长、动作能力的提高，幼儿受伤的部位会逐渐转变为四肢。如果成人对幼儿过度保护，没有给他们提供更多的锻炼机会，甚至剥夺幼儿实践、学习自我保护的机会，那么，意外伤害事件就更难避免。

（2）幼儿自我保护能力不足

幼儿对危险因素缺乏认识，辨别水平较低，缺乏对外界事物的理解和判断，更不会推理事物之间的因果关系。因此，经常引来意外伤害事故。例如，幼儿突然从翘翘板上跳下，挥舞木棍玩耍时，丝毫不考虑会对人有什么危害等。

（3）幼儿无意行为造成伤害

幼儿有好奇、好动、活泼、易冲动的特点，有时还会情绪激动和冲动，这些都有可能使他们忽略周围的环境因素，丧失理智和判断能力，从而出现各种事故，比如，想看看窗台上的东西或窗外的情景，于是就站在小椅子上不慎摔倒。另外，有些父母平时只重视智力发展，往往忽视孩子生活习惯和自我服务能力的培养，这就会造成幼儿任性、执拗，集体意识差，谦让、友善不够，会在游戏和户外活动时，规则、秩序的概念较为淡薄，玩兴大发时，容易一拥而上，发生争抢、拥挤，或当与他人争抢玩具时，拿起玩具向他人头上扔去或推、咬他人等现象。这些不良的生活、行为习惯也是发生意外事故的隐患。

此外，在集体环境中，幼儿人数较多、教师人数较少，看护不到位也容易引起事故。孩子生活在家庭、幼儿园和社会的环境之中，意外事故的发生常常不可避免，但是通过培养幼儿的自我保护能力，变消极躲避为积极预防，就能够使各种意外伤害发生的可能性降到最低。

2. 托幼机构防范意外伤害的具体做法

（1）创造良好环境，增强幼儿自我保护能力

幼儿园要因地制宜，精心设计，创设便于幼儿锻炼的各种环境设施。对容易使幼儿造成伤害的建筑要进行改造。对大型玩具定期进行全面检修，认真检查每一个细节，做到防患于未然。同时，要创设良好的锻炼环境，利用园内一切可以利用的场地，增设玩教具等，让幼儿多进行锻炼，增强幼儿体能。一般体弱幼儿不爱活动，动作不协调、平衡能力差，遇到情况反应慢，所以容易受到意外伤害；而那些活泼健壮的幼儿，由于好动、灵活、反应快，遇到情况能采取紧急措施，因此受意外伤害较少。所以，增强幼儿体能是提高幼儿自护能力的重要途径。注意多开展幼儿感兴趣的活动，例如，春天带领幼儿去郊游，通过远足活动进行力量和耐力的练习；冬季运动会组织幼儿进行达标项目比赛，加强拍球、跳绳、投掷、翻滚等项目的练习。

（2）帮助幼儿养成良好行为，形成自护习惯

生理学家认为，习惯是自动的条件反射。儿童期容易形成条件反射，抓住这一教育契机，可以使儿童从小养成良好的自护习惯。良好行为的形成，能使幼儿躲避伤害。例如，教授幼儿吃热东西前的防护，让幼儿养成饮食前吹一吹、摸一摸的行为习惯，可以避免烫伤口腔、烫到手；教育幼儿遵守交通法规，形成靠边走、跑的习惯，碰撞同伴或受车辆撞碰的几率就会减少；培养幼儿轻开门窗，轻拿、轻放桌椅的行为，能使幼儿避开门窗桌椅边棱，减少磕碰。

另外，要培养幼儿遵守游戏规则，形成自护习惯。幼儿的自我中心特点极为突出，玩得高兴时，常常忘记了要遵守规则和秩序，往往会一拥而上你推我挤，造成身体伤害。因而，要不断强化幼儿的自我保护意识，注意培养幼儿遵守游戏规则，通过讲故事、游戏模拟等，让幼儿明辨是非，知道遵守规则、互相谦让的重要性。教师还可以在情境中对幼儿进行随机的自护教育，或者利用电教创设情境，让幼儿讨论学习自护方法。比如创设着火了怎么办，躲在哪里最安全等情境活动，通过教师的正确引导，增加幼儿的自护经验。幼儿园还可以开展一些自护活动，比如怎样灭火、怎样防地震、娃娃流血了怎么办等，从而有效地提高幼儿的自护能力。

（3）教给幼儿基本的安全知识

教授家用电器的使用和安全注意事项，煤气炉具的安全使用及注意事项，化学物品、药品的标识及作用，交通规则、交通标志的识别及遵守，不要随便与陌生人搭话或吃陌生人给的食物，注意保护自己的身体，不让硬物、锐器损伤身体任何部分等。儿童天生好奇好动，不能硬性限制其活动，但一定要让其掌握一定的安全

知识。

（三）五种常见幼儿意外伤害事故的处理与急救

1. 小外伤

（1）跌倒蹭破皮肤

幼儿经常奔跑、跳跃时跌倒，很容易蹭破脸部、膝盖、胳膊肘，尤其是穿衣较少的夏季，更为常见。蹭破皮肤后应先观察幼儿伤口的深浅，若伤口较浅仅仅蹭破了表皮，只需将伤口处的泥沙清理干净，碘伏消毒即可。如果伤口较深有出血，应该用生理盐水或双氧水清洁伤口，并用碘伏消毒伤口，处理后根据情况用创可贴或无菌纱布包扎。若伤势较严重，需去医院治疗。

①面部擦伤的处理：为保证面部伤口的愈合良好，保持伤口部位的清洁干燥，可以用温水洗脸，但不要使用洗面奶、肥皂，避免刺激受损的皮肤，也不要在受损部位涂抹护肤品。近期内给幼儿多吃新鲜的水果与蔬菜，保持充足的睡眠，因为良好的新陈代谢可以防止有害物质在体内沉积。告诉幼儿伤口痊愈时有些会发痒，一定要忍住，不要用手抠抓，让结痂自然脱落，这样才不易留疤。

②表皮擦伤的处理：表皮擦伤，如果很脏的话，先使用生理盐水或双氧水清洗，并使用碘伏或消炎膏剂涂创面，也可以涂云南白药，最好不要包扎，采用暴露疗法，促其创面干燥。如果擦伤的表皮面积比较大，可以适当口服抗生素预防感染。

（2）扎刺

竹刺、木刺扎入皮肤后，有时会有一部分露出皮肤，有刺痛感，应立即取出。具体处理办法是，先将伤口用自来水或生理盐水清洗，然后用消毒过的针或镊子顺着刺的方向把刺全部挑、拔出来，并挤出瘀血，随后再消毒伤口。如果刺扎在指甲里或难以拔除的部位，应送医院处理。

（3）剪刀、小刀等文具的划伤与切伤

幼儿在使用剪刀、小刀等文具或触摸纸边、草叶和打碎的玻璃器具、陶器时，都可能发生手被划破的事故。具体处理办法是，用干净的纱布按压伤口止血，止血后，在伤口周围用碘伏由里向外消毒，敷上消毒纱布，用绷带包扎。如果是玻璃器皿切割伤，伤口无碎玻璃，应先用清水清理伤口，消毒后进行包扎。如果有碎玻璃片且难以用镊子清除，应送医院处理。

（4）挤伤

幼儿的手指经常被门、抽屉挤伤，严重时，可出现指甲脱落的现象，应及时处理。具体办法是，若无破损，可用水冲洗或进行冷敷，以便减轻疼痛，也可将受伤的手指高举过心脏，以缓解痛苦。若有出血，应消毒、包扎、冷敷。若指甲掀开或脱落，应立即送往医院。

2. 异物入体

（1）鼻腔异物

幼儿常不小心把豆子、小珠子、纽扣、橡皮等较小的物品塞入鼻中，这不仅会影响呼吸，还会引起鼻腔炎症，甚至引起气管异物。因此教师应仔细观察，及时取出异物。

①鼻腔异物的危害：鼻腔异物会造成一侧鼻腔堵塞，通气不畅，由于异物的刺激，会使鼻黏膜充血水肿，鼻涕增多，起初可以为黏液，逐渐会因继发感染而变为脓性鼻涕。如果异物长时间刺激，还会使鼻黏膜糜烂、长出肉芽，以致鼻涕带血或鼻出血，或伴有干酪样物，有臭味，有时还会出现头疼等症状。

②鼻腔异物的救护：鼻腔异物一旦被发现，不要惊慌失措，让患儿坐好，固定，不要让其乱动。不要自己用钳子夹取异物，以免将异物推得更深或伤及鼻腔内其他组织，尤其是当小儿哭闹时，还易将异物吸入气管内，危及生命。成人可用手堵住患儿未有异物的一侧鼻孔，让其张嘴，可以对其咽喉猛吹一口气，诱使患儿大力呼气，将鼻腔异物喷出来，此法适用于刚堵不久的鼻腔异物。另外，也可以用手堵住无异物的一侧鼻子，再嘱咐患儿，深吸一口气，用力擤鼻子，异物即可排出。若异物难以排出，应及时到专科医院就诊，耳鼻喉医生可用特殊的器械将其取出，并对已发生化脓感染的积极治疗，以防蔓延。

③鼻腔异物的预防：鼻腔异物是完全可以预防的，教育孩子不要往鼻子里乱塞异物，一旦塞了要及早告诉家长或老师及时取出。家长、老师也应经常关心孩子，并时常检查鼻腔有无堵塞、流鼻涕、有无臭味等现象。

（2）眼内异物

幼儿眼异物最为多见的是小沙粒、尘土、小飞虫等。当这些异物入眼后，可粘在睑结膜的表面或进入睑结膜囊内，也有的则嵌在角膜上，并刺激孩子眼泪分泌。应嘱咐幼儿，千万不要用手或手绢揉擦眼睛，这样会造成异物嵌入结膜或角膜，更不易取出。

对于不同的情况的眼异物，应采用不同的方法。

具体的方法是，教师先清洁双手，方可为幼儿处理。先让幼儿轻轻闭上眼睛，嘱其切不可揉搓眼睛，以免损伤角膜，应等待异物被眼泪冲出。若眼泪冲不出来，可用眼药水或用生理盐水（凉白开水）冲洗，也可用干净的手绢角或消毒棉棍，沾生理盐水轻轻擦去。沙粒粘在眼结膜表面时，可用干净柔软的手绢或棉签轻轻拭去。巩膜表面的异物、藏在结膜内的异物或嵌入眼睑结膜囊内的异物，需要翻开眼皮方能拭去。翻上眼皮的方法是：让幼儿向下看，用拇指和食指捏住他的眼皮，轻向上翻即可。若运用以上各法均不能取出异物，幼儿仍感极度不适，有可能是角膜异物，应立即去医院治疗。平时应注意培养幼儿爱护眼睛，不用脏手揉眼，不互相扔沙子，眼睛不舒服时知道立即告诉家长或老师。

（3）外耳道异物

常见的外耳道异物一般分为两种，一种是非生物异物，如幼儿玩耍时塞入的小石块、纽扣、豆类、草棍等。另一种是生物异物，如小昆虫等。幼儿外耳道异物可引起耳鸣、耳痛、外耳道炎症及听力障碍。植物性异物遇水膨胀后，可引起外耳道炎；生物性异物在耳内爬动可引起剧烈疼痛，体积大的异物可引起听力障碍或反射性咳嗽，应及时取出。

外耳道异物如果属非生物异物时，可让其头向患耳侧倾斜，并用单腿跳跃的动作将物品跳出。若无效，应上医院处理。切不可用小棍捅、用镊子夹，否则易损伤外耳道及鼓膜。若外耳道异物为小昆虫，可在耳内滴入酒精或油类，把小虫杀死，再到医院取出。也可用强光（手电筒）照射幼儿的外耳道边，昆虫可能向亮处爬出或吹入香烟的烟雾将小虫引出来。若不见效，应立即上医院，以免造成外耳道炎或听力损伤。

（4）气管、支气管异物

气管、支气管异物是常见儿童急诊之一，处理不及时或不恰当可危及生命，或导致严重的并发症、后遗症，应该引起家长、老师的高度注意。

①气管异物易发生于儿童的原因：气管、支气管异物多见于5岁以下的幼儿，其次为5～15岁的儿童，成年人少见。这是因为幼儿对异物的危害无经验，时常将一些物品含在口中玩耍，误吸入气管或误吞入食道。此外，幼儿的磨牙尚未长出，咀嚼功能不够完善，在吃整粒的豆子、花生、瓜子时易误吸入气管。而且，幼儿本性喜欢将小物品放入口内，他们喉的保护功能尚不够健全，在吃东西时常出现哭笑，易使异物吸入气管。

②气管异物的种类：气管异物的种类多达几十种。其中植物性异物，包括豆类、水果类（碎块）果核等，尤以各种瓜子、花生米等最为多见。金属性或其他小物品的异物，主要有小铁钉、滚珠、针头、橡皮帽、圆珠笔帽等。总之，凡能进入口腔的小物品均易被幼儿误吸入气管内。

③异物进入气管的表现及危害：气管是呼吸的唯一通道，一旦异物误入阻塞气管，幼儿会出现呛咳、吸气性呼吸困难、憋气、面色青紫等现象。发生呼吸困难、缺氧或窒息症状的轻重与异物的性质、大小及其在气管内存在时间的长短有关。较大的金属异物在支气管内，可产生气管或支气管局部黏膜肿胀发炎，堵塞支气管，并发支气管炎、肺炎、支气管扩张或肺脓肿，甚至可形成脓胸。植物性异物刺激性强，使支气管黏膜很快发炎肿胀，分泌物增多，而且常为脓性分泌物，造成支气管呈活门状堵塞，即空气易入不易出，早期形成肺气肿，病情发展呈肺不张，继续发展将发生肺泡破裂，形成气胸、纵隔气肿或皮下气肿。

④气管异物的预防和处理：气管异物对幼儿的危害性较大。所以平时一定要加强教育，使幼儿养成良好习惯，不随意将物品放入口中。

如果不慎吸入异物，嘱咐患儿不要惊慌，家长、老师一定要镇静，及时采取措施。因为异物自行咳出的可能性很小，所以不要消极等待，或只消炎治疗，应立即加以处理。若发生在年龄较小的幼儿身上，可将其倒提起来拍背。若发生在年龄较大的幼儿身上，可让其趴卧在成人腿上，头部向下倾斜，成人轻拍其后背，或成人站在患者身后，用两手紧抱幼儿腹部，迅速有力地向上勒挤。若仍不能取出，应立即送往医院，请医生处理。早期取出异物，气管及肺内病变可很快恢复。若异物在气管内存留时间长，虽取出异物，但异物对人体所造成的损害大，恢复时间会较长，或不能完全恢复，最常见的病症是支气管扩张症。所以，对气管异物的处理一定要及时。

（5）咽部异物

多见于1～5岁幼儿，常因将纽扣、硬币、别针、玩具零件、笔帽等放入口内玩耍，或饮食卡入鱼刺、骨头渣、瓜子壳、枣核等较为多见。较小而光滑或球形异物，多数能通过消化道由肛门排出，也可吃些芹菜、韭菜等长纤维的食物，增进肠蠕动，促使异物随大便排出。但是，鱼刺、骨头渣、瓜子壳等尖锐的异物大多扎在扁桃体或其周围，会引起疼痛，吞咽时疼痛加剧。咽部异物最好用镊子取出，切不可采用大口吞饭的方法，否则会使异物越扎越深，出现危险。若无法取出，应立即上医院处理。对较大、有棱角的物品，最好及时去医院透视，观察这些异物在消化道内的情况，及时有效处理。

3. 头部摔伤

幼儿玩耍、追跑打闹时，多易摔倒跌到头部，有时会出血或出现局部皮下血肿，但是大多数头部外伤的幼儿并无大碍，所以医生常建议回家观察。具体处理措施如下。

（1）平时要注意教育幼儿，摔伤头部后务必及时告诉教师或家长。

（2）如果少量皮下出血，马上用一块清洁的纱布轻按压伤口，敷上冰袋，达止血止痛的目的，然后消毒包扎。出血严重时，可做以上临时处理，并及时送医院。

（3）摔伤后未见出血，应对幼儿进行24～48小时的密切观察。

（4）如果出现以下症状之一时，必须及时送往医院急救。

①有恶心、呕吐的现象或喷射性呕吐发生三次以上；

②出现过意识丧失的现象或正处于意识丧失的状态，无法叫醒或意识不清；

③幼儿头部剧烈疼痛或头痛程度越来越严重；

④眼部受伤，耳朵、鼻子周围有出血症状或鼻孔、耳朵流出血或水样的液体；

⑤有抽风、麻痹、言语障碍等症状或极度地哭闹、躁动不安及全身或局部抽搐；

⑥幼儿瞳孔发现异常，两侧瞳孔大小不一；

⑦受伤幼儿无法正常地走路、爬行或讲话，或是一侧或两侧肢体呈现无力状态。

4. 骨折

幼儿很容易发生意外伤害，在所有的意外伤害中，骨折占了绝大多数。儿童骨折发生年龄中有一个低潮期（<1岁），两个高峰期（即1～2岁以及13～18岁）。总的来讲，骨折概率随着年龄增加而增加。

（1）骨折的判断

①休克。在严重外伤、大型骨折或多发性骨折、大出血、软组织严重损伤时，产生的剧烈疼痛均可引起休克。

②肿胀。由于骨髓和骨膜及周围软组织损伤、血管破裂而出血，引起皮下瘀血和肿胀。

③疼痛。骨折后，患儿有疼痛、压痛和传递性叩痛。骨折后疼痛剧烈，活动时加重。在骨折部位有明显的压痛，在肢体远端叩击时，也可引起骨折部位疼痛。

④功能障碍。骨折后由于肢体内部支架的断裂和疼痛，使肢体丧失部分和全部活动功能。受伤侧肢体的活动、功能障碍，患处肿胀、青紫、变形、拒碰触。

（2）骨折的特有体征

①畸形：因暴力作用、骨肉收缩等使骨骼发生旋转、移位，使肢体出现畸形。

②异常活动：在没有关节处出现肢体角度变形、假关节等的不正常现象。

③骨摩擦音：骨折端移动时有相互摩擦的声音和感觉。

（3）骨折的急救原则

首先，要积极抢救患儿，密切观察病情的变化，注意合并损伤的处理，如果有软组织创伤，应先进行清创处理。有出血时，要先压迫止血，包扎伤口，再将骨折固定。上肢骨折的固定：用两块夹板（或木板）分别在上肢内外两侧，加上衬垫（棉花、衣、布）等后，用三角巾（或布条、绳子）绑好固定，再用一条长三角巾（布）将上肢前臂弯曲悬吊固定于胸前。下肢骨折的固定：受伤者仰卧，小腿骨折时，用长短相等的两块夹板（从脚跟到大腿中部），加衬垫后，在骨折处上下两端、膝下和大腿中部分用布带缠紧，在外侧打结，脚部用"8"字形绷带固定，使脚与小腿成直角；如为大腿骨折，可用一块自腋窝到脚跟长的夹板放在伤肢外侧，健肢移向伤肢并列，夹板加衬垫后，用布条分段固定伤肢，腋窝和大腿上部分别围绕胸、腹部固定。脚部固定也同小腿骨折。

注意必须先固定后转运。固定时要注意，固定过程中，尽量减少肢体的活动；固定范围要包括骨折部位的上下两个关节，对严重的骨折畸形，不能强行牵拉固定；对开放式骨折，要先用无菌纱布覆盖伤口（不能将外露的骨折断端纳回伤口内），再用硬物做成夹板固定骨折处。包扎固定后再平托搬运，抬送医院，进行急救处理。

在运送途中，要避免摇摆、振荡。

5. 烧烫伤

（1）烧烫伤情判断标准

①面积：大面积的烧烫伤，以伤儿的手掌（五指并拢）面积为其占全身面积的1％计算。小面积的烧烫伤，以实际情况面积计算。

②深度：

一度：皮肤红无水泡。

二度（浅）：皮肤红有水泡，水泡基底部红湿润。

二度（深）：皮肤有水泡，水泡基底部红白相间，干燥。

三度：色暗淡或发黑，焦痂。

（2）急救措施

①水冲：用流动的自来水冲洗（如果是外露的部位可用冰袋冰敷）10分钟左右。

②查脱：查看伤情，紧急可以用剪刀剪开衣服。

③浸泡：冰水浸泡10分钟左右。

④敷盖：保护创伤部位，可用洁净食品保鲜膜覆盖。

⑤转院：急送医院烧烫伤科。

⑥托幼园所烧烫伤简易治疗：托幼园所烧烫伤的简易处理只适用于一度烧烫伤，可以给予京万红、烧烫伤膏等外用药物。注意烧烫伤创面禁用酱油、牙膏等物品涂抹。

（四）幼儿常见的一些病痛及处理

1. 蚊虫叮咬

夏秋季节蚊虫增多，幼儿被蚊虫叮咬、蜂类蜇伤的机会也增多。蚊子咬伤时可用清凉油、绿药膏等涂于患处。蜂类蜇伤时，伤口处疼痛红肿，可先用橡皮膏将皮肤中的刺粘出来，然后用肥皂水涂于伤处。若为黄蜂蜇伤，可将食醋涂于伤处。

2. 痱子

夏季天气炎热潮湿，幼儿出汗多，汗液排泄不通畅，可引起汗腺周围发炎，即形成痱子。表现为刺痒、皮肤红疹，影响孩子的睡眠。应注意皮肤卫生，保持皮肤的干燥清洁，出汗时要用清洁的干毛巾将汗擦干，勤洗温水澡。也可用宝宝金水、十滴水等配制水洗浴。另外，夏季可多喝绿豆汤、菊花茶等清凉饮料。

3. 腹痛

腹痛是3～7岁的幼儿较常见的病症，大多为自述腹痛，有反常的哭闹，面色苍白，出汗多。腹痛时常因孩子讲不清疼痛位置，又不配合检查，而不易诊断。处理时，要了解孩子的饮食、是否呕吐、大便的情况，再根据腹部的检查、听诊判断病情。对不明诊断的要及时送往医院。特别提醒：腹痛不能确诊的病儿，一定不能热敷或按摩，以免造成病情的延误或加重。由于引起腹痛的原因较多，在处理"肚子痛"的幼儿时要注意观察症状，千万不要在没有确诊前使用止痛药，否则就会掩盖发病时的症状，影响临床医生对病情的观察，以致延误诊断和治疗。如果幼儿出现下面这些腹痛症状，应该及时做好相应的处理，并尽快送患儿去医院就诊。

（1）腹痛剧烈但又找不出原因。

（2）腹痛的同时伴有发热。

（3）腹痛后出现果酱样大便、柏油样大便或鲜红血便。

（4）腹痛时触摸腹部有腹肌紧张、反跳痛或腹部摸到肿块。

4. 小儿胃肠生长痛

小儿胃肠生长痛的腹痛，可能是一种正常的生理现象，医学上称为"小儿胃肠生长痛"。

小儿胃肠生长痛的主要特征是：

（1）有些幼儿突然发生阵发性腹痛，多方检查又找不到原因，服用治疗肠痉挛或驱虫的药也无效。

（2）腹痛在一定时间内反复发作，每次疼痛时间较短，一般不超过 10 分钟。腹痛部位以脐周为主，其次是上腹部。时痛时止，反复发作，腹痛可轻可重，严重时可令孩子持久哭叫、翻滚，肚子稍硬，间歇时整个腹部柔软，可伴有呕吐，吐后精神尚好。

（3）幼儿腹痛时，疼痛无一定规律性，疼痛程度也不一致，轻的仅为腹部不舒适感，重则为肠绞痛，孩子疼痛难忍，还可听到"咕噜"的肠鸣音。但这种疼痛可很快缓解，缓解后孩子的精神状态、饮食及活动即恢复正常。

小儿胃肠生长痛的腹痛原因是，肠壁肌肉强烈收缩引起的阵发性腹痛，是小儿急性腹痛中最常见的情况，与多种因素有关，如受凉、暴食、大量冷食、婴儿喂乳过多等。这种腹痛多见于 3～12 岁儿童。其机理是由于幼儿生长发育快，机体的血液供给一时间相对不足，肠道在暂时缺血状态下，出现痉挛性收缩引起疼痛。另外，由于自主神经功能紊乱，会导致肠壁神经兴奋与抑制作用的不协调，引起肠管平滑肌强烈收缩也会出现疼痛，所以医学上又称之为"小儿肠痉挛"。

对于小儿胃肠生长痛，一般不需治疗。如果疼痛严重时可热敷或按摩足三里穴及腹部，这对缓解疼痛有一定的作用。不过，能引起小儿腹痛的原因很多，必须在临床医生明确诊断、排除其他疾病后，方可确诊为胃肠生长痛。本病属于单纯小儿胃肠生长痛的功能性变化，为非器质性病损，故预后较好，多数可自愈。

5. 呕吐

幼儿呕吐也是经常发生的。幼儿呕吐时，不要惊慌，要查明原因，了解患儿的饮食、是否感冒、大便等的情况再作处理。

（1）引起儿童呕吐的常见疾病

①肠套叠：这种现象最容易发生在 1 岁以内的小儿中，特别是天气寒冷时。肠套叠的病理是由于某种原因，使小肠远端套入了小肠近端的管腔里。一旦发生肠套叠，幼儿不会叙述，除了剧烈腹痛和哭闹外，还会伴有呕吐和低烧症状。

②疝气：最容易发生在婴幼儿，由于婴幼儿的腹壁肌肉很薄弱，过多哭闹时会使腹腔里的组织从脐部突出于腹壁，形成脐疝；或是从男婴的腹股沟下降到阴囊里形成腹股沟疝。一旦肠管嵌入疝囊，婴幼儿就会剧烈地腹痛和哭闹，并发生呕吐现象。

③胃肠炎：胃肠炎主要的症状是恶心、呕吐、腹泻、腹部疼痛等，有时还会发烧。它可以由多种原因引起，如饮食不周、吃了不洁食物、呼吸道病毒感染等。

④上呼吸道感染：小儿被呼吸道病毒感染后，不仅出现呼吸道感染的一系列症状，而且还会呕吐。体质较弱的小儿被病毒感染后，抵抗力就会下降，包括胃肠道的抵抗力，加之病毒的毒素刺激作用，导致呕吐现象发生。

⑤中耳炎：由于幼儿通向中耳的咽鼓管短而直，加上躺卧时间较多，所以在上呼吸道感染时病毒容易由这个通道进入中耳，引起中耳炎。耳部不仅是个听觉器官，而且还与身体的平衡功能有关。所以，当中耳发生炎症时，有时也会引起呕吐症状。

（2）幼儿呕吐处理措施

①如果幼儿在呕吐时哭闹特别明显，要注意观察有无异常大便排出，如果出现酱样便，并伴有多次发生像肠痉挛样的腹痛，要抓紧时间带患儿到医院确诊治疗。

②如果幼儿的脐周或大腿根出现无痛性肿物，并在咳嗽、哭闹时增大，有可能是疝气。可以并拢食指和中指，轻轻试着将肿物推回腹腔，并观察是否继续增大，同时要去医院诊治。如果出现剧烈腹痛和呕吐，就需要马上去医院处理。

③如果幼儿除了呕吐外还不停地啼哭，并总用手拉扯或揉搓耳朵，同时伴有高烧，耳道里有脓性分泌物，可能是患了中耳炎。不可给小儿随意掏耳朵，应赶紧去医院进行诊治。

④如果是胃肠炎或上呼吸道感染引起的呕吐，都会同时伴有其他相应的症状。前者出现腹泻、腹痛、食欲不振等，后者出现流涕、喷嚏、全身酸痛等。可以及早去医院采取针对性抗感染治疗。

⑤如果幼儿反复呕吐或上吐下泻，或伴有 38℃以上高烧，要尽快带患儿去就医，以免耽搁病情，发生脱水、电解质紊乱。

（3）幼儿呕吐护理方法

①幼儿发生呕吐时，可将其放在床上并安静侧卧，同时在床边放一个盆盂，以防患儿再发生呕吐。并且，在其呕吐后，要用凉开水给患儿漱口，以便去除口腔中的异味。

②对于呕吐较严重的患儿，要注意保持患儿有足量的水分摄取，以免发生脱水，可以采取少食多餐的方法，如用小勺或小杯子给患儿少量多次地喂水。

③患儿呕吐时不要急于进食，否则只会加重呕吐。每隔 10~15 分钟给幼儿喝一些淡盐水或淡糖水，注意观察幼儿手上的皮肤是否干涩，以防身体发生脱水。

④呕吐剧烈时应该让患儿坐起身来，这样不仅会使患儿感到舒服些，更重要的是不必担心患儿呕吐出来的食物呛入或误吸入气管，堵塞呼吸道。

⑤幼儿呕吐时，常常将衣物和被单弄脏，要注意经常更换，如果留有异味，容易进一步诱发幼儿呕吐。

九、健康教育

（一）幼儿保健的最佳年龄

幼儿生长发育不同时期有不同的关键点，幼儿保健也同样有关键阶段，了解这些规律，把握幼儿保健的最佳年龄段，应该是每个保教员工的必修课。

1. 预防偏食的最佳年龄阶段

不少孩子有程度不等的"偏食"现象，使许多家长、老师苦恼不堪，其原因之一就是忽视了添加辅食关键期的喂养。所谓进食关键期，也就是幼儿增添辅食的这一阶段，具体是指出生后 5~8 个月，期间若能合理添加各种口味的水果、蔬菜、蛋黄、米粥等辅食，给其味觉、食欲的发展以良性刺激，就可养成良好的进食习惯。因此，对于幼儿出生后 5~8 个月的这个喂养关键期，家长务必要掌握好，不可只喂给幼儿单一的食品。

2. 幼儿预防近视的最佳年龄阶段

据大量资料分析表明，10~13 岁的几年间是近视形成的高峰期，因此，可以从这几个方面着手预防。

（1）注意合理补充营养，除蛋白质、维生素外，钙、铬等元素已被证实为眼球发育的必需物质，因此，每天都要注意多吃些含钙和铬类的食物，如牛奶、豆制品、动物肝、牛肉等。

（2）少吃糖，控制食糖量。糖为酸性食品，在代谢过程中可消耗体内的钙，也是诱发近视的原因之一；

（3）要保证充足的睡眠，维持交感与副交感神经的功能平衡，强化眼睫状肌的养护调节能力；

（4）加强体育锻炼，如多做户外体育活动，增强体质，也可增强眼肌力量，促进眼组织的血液供应和代谢。

（5）注意用眼卫生，注意光线强度，看书写字时要养成良好的用眼卫生习惯，连续近距离地用眼时，每20～30分钟要休息一会。

3. 保健牙齿的最佳年龄阶段

婴幼儿的牙齿发育取决于两个阶段：一个是乳牙发育期，是从胎儿期2个月到出生这个阶段，为乳牙发育期；另一个是恒牙形成期，是从出生到8岁这个阶段，为恒牙形成期。牙齿发育的好坏与其他器官一样，营养好坏是重要的先决条件之一，钙、磷等矿物质与维生素D尤为重要。因此在这两个阶段中，宜多摄入一些豆制品、奶类、鱼虾以及各色蔬菜，加强营养，保证钙、磷、维生素D等各种维生素的吸收，促使牙齿强壮坚实，少患龋病。此外，多接触阳光，正确的刷牙嗽口，纠正吃手指、咬嘴唇、舌头舔牙齿、张口呼吸、偏侧咀嚼、啃咬硬物等不良口腔习惯，也是保健牙齿的关键。

4. 防治口吃最佳年龄阶段

口吃是一种语言表达障碍，表现为说话时语言的速度、节奏与流畅性发生异常，出现顿挫或连续重复，也就是俗称的"结巴"。这种现象，多在2～5岁期间发生，因此，2～5岁这个阶段是防治这种现象的最佳年龄。防治措施有：注重加强对幼儿的活动锻炼，增强体质，促进幼儿神经系统等各方面的协调发展；注重加强对幼儿的语言训练，加强人际交往，以便减少羞怯心理，提高交往能力，增强表达能力。对已经患了口吃的幼儿，可采用美国语言病理学家格莱斯普推荐的唱歌疗法积极治疗。

唱歌疗法是：按照年龄特点，先选择简单易唱、速度较慢、琅琅上口的歌曲，并多听音乐（最好是无歌词的"纯"音乐），以便适应并接受音乐的速度和节奏，加快唱歌向说话方面过渡，逐渐消除口吃缺陷，使语言表达能力趋于流畅自然。

5. 语言发育的最佳年龄阶段

语言包括口头语言和书面语言两种。幼儿主要注意的是口头语言的发展。幼儿一般从8～9个月开始发音学语，1岁即能掌握900～1 000个单词，语言能力发展极为迅速。幼儿口头语言发育的关键期是在2～3岁，4～5岁时，则进入书面语言发育的关键阶段。此间应勤与其对话，指认阅读，多增进他们的背诵能力、对话能力和表达能力。同时，也为进入小学做好准备。

6. 矫治斜视、弱视的最佳年龄阶段

幼儿视力发育的关键年龄是1～3岁。一般健康孩子在2～3岁时，应该接受眼科检查，以便及早发现弱视、斜视等视力异常，便于及早进行矫治，以免耽误良好时机，导致不同程度的视功能损害。

（二）幼儿安全保护问题

婴幼儿身体各器官系统发育不成熟，抵抗疾病能力低，缺乏生活经验、安全意识和自我保护的能力。因此，幼儿园应建立起较完善的预防疾病及安全管理制度，保教人员也应有较高的卫生防病基础知识、安全意识和对潜在事故的预见性，若发现病情和危险苗头，应及时处理、应对。同时，教师还应对婴幼儿进行必要的防病、安全教育，教会他们一些必要的安全防范知识、培养的自我保护意识和能力。

1. 通过教育教学让幼儿学习自我保护的方法和技能

幼儿善于模仿，他们的言行多半是从模仿中来的，所以通过教学活动，可以教幼儿一些自我保护的方法和技能。首先，要帮助幼儿分清哪些事和人物是可以模仿、哪些是不能模仿的。可以通过故事、影视和日常生活中的事，使孩子懂得不怕困难、不怕艰险的有益行为，是值得模仿的；而不分是非、不顾后果的盲目蛮干则是愚蠢，不能模仿的。更需要注意的是，由于他们年幼，分辨力差，因此要反复告诉他们有关的安全一些常识。譬如，不要接触电源插头、不玩打火机和火柴、不拿刀剪之类的锋利物品当玩具、不要独自到河边玩耍、不到有汽车的公路上追逐、玩跑等。同时还要教他们一些遇到危险情况时自我救护和逃生的常识，例如房中失火，应用湿毛巾捂口鼻，迅速跑出门外呼救；手指扎伤，应用净布或者干净的手指封住伤口并及时找成人求助等。交通安全教育也要重视，让孩子知道"红灯停、绿灯行"，行走要走人行道，横过马路要去天桥或斑马线等。平时也要教育他们记住家庭住址、家长姓名及家长的工作单位和电话，这样万一孩子走失，警方也易于查办。平时家长不要让年幼的孩子独自在家，告诉孩子不要轻易接受陌生人的礼物、不给陌生人开门或不跟陌生人走（即使对方声称是父母的朋友）；万一迷路或走失，不要着急或乱走，应就近找警察叔叔或到附近的学校、企业等求援；如果离开父母不太久的话，最好留在原地，等父母回来等。

2. 通过游戏活动教育幼儿自我保护的方法和技能

游戏是幼儿最喜欢的活动，如果将自我保护的学习内容融入游戏之中，可以使幼儿在愉快的气氛中轻松掌握。比如，利用表演游戏《我乘公共汽车去郊游》，使幼儿懂得"上下车不拥挤，不把头、手伸出窗外，不在车内乱跑"等乘车常识；通过游戏《园外活动》、《哪儿是我的家》等游戏，教育幼儿不要随便离开集体，要和大家在一起。如果万一走失，要胆大，记住父母的姓名、工作单位、电话号码、家庭住址及周围明显的建筑物特征，从而脱险自救。

3. 注意培养幼儿良好的生活习惯，促进自我保护能力的发展

幼儿良好的生活习惯与自我保护教育是紧密结合的。比如，为避免烫伤，喝热汤、热水时，必须试一试或吹凉了再喝；吃饭时不要嬉笑、打闹可避免气管进异物；要正确有序地穿衣服，避免着凉；为避免跌倒摔伤，必须把鞋带系牢。但是，幼儿由于年龄小，自觉性和自制能力都比较差，而习惯的养成又是必须经过长期教育才能有效的。因此，老师除了提出要求和教给幼儿方法外，还应该时常注意督促、经常提醒，同时放手让孩子做自己能做的事，决不包办代替。这样，幼儿就会逐步建立良好的生活习惯，从而会起到自我保护的作用。

4. 注意培养幼儿健康的体魄，锻炼他们的反应能力

身体虚弱的幼儿平时不爱活动，他们的灵活性差、动作不协调，在遇到危险时就会反应慢，极容易受到伤害。平时要特别注意对身体虚弱的幼儿加强户外活动及体育锻炼，训练他们的反应能力及，提高他们在遇到危险时的自我保护能力。

（三）家园共育

在培养幼儿自我保护意识与能力的过程中，家长、幼儿园应相互配合、协调一致。幼儿有相当多的时间是在家庭中度过的，因此加强家园安全自护教育的协助性非常重要。幼儿园可以召开家长会，向家长详细介绍幼儿园培养幼儿自我保护能力的意义、目标及计划，及时告知需要家长配合的事项。同时，也可以向家长发放相关知识资料，介绍培养幼儿自我保护能力的方法，让幼儿在父母的帮助下，逐渐掌握一些安全自护方法。有了家长的支持和配合，幼儿园的教育就会取得事半功倍的效果。

家园共育的途径：家访、家长会、家长委员会、家园联系手册、日常谈话、参与幼儿园活动、家长开放日活动、家长助教、参与幼儿园的环境创设等各项活动。

1. 让家长了解班里的教育目标，与家长在教育孩子方面取得一致。

2. 当孩子出现某些不良的行为习惯时，及时与家长沟通，找到解决的办法。

3. 做好每一项家园共育工作，比如家园联系、电访、家访等。

4. 定期召开半日开放活动。

5. 及时了解家长的需求，帮助家长解决教育难题。

十、 卫生保健信息管理

（一）收集内容

1. 托幼机构应当对卫生保健工作进行常规记录，并建立健康档案。

2. 儿童卫生保健工作记录应当包括：出勤、晨午检及全日健康观察、膳食管理、卫生消毒、营养性疾病、常见病、传染病、伤害事故和健康教育等。

3. 健康档案应当包括：托幼机构工作人员健康合格证、儿童入园（所）健康检查表、儿童健康检查表或手册、儿童转园（所）健康证明。

4. 工作记录和健康档案应当真实、完整、字迹清晰。工作记录应当及时归档，至少保存 3 年。

5. 定期对儿童体格发育、膳食营养、常见病和传染病等进行统计分析，掌握儿童健康状况。

6. 有条件的托幼机构可应用计算机软件对儿童体格发育评价、膳食营养评估等卫生保健工作进行管理。

（二）卫生保健制度

1. 生活制度
2. 饮食制度
3. 体格锻炼制度
4. 健康检查制度
5. 卫生消毒及隔离制度
6. 预防疾病制度
7. 安全制度（意外伤害、灾害应急预案）
8. 卫生保健登记、统计制度
9. 家长联系制度

（三）卫生保健工作记录登记管理

对管理册、表格的填写，要求及时、准确、完整、清楚、规范。
1. 晨午检及全日观察健康问题记录表
2. 在园儿童带药服药记录表
3. 儿童出勤登记表
4. 缺勤儿童家长联系登记表
5. 儿童传染病登记表
6. 儿童营养性疾病及常见疾病登记表
7. 班级卫生消毒检查记录表
8. 培训及健康教育记录表
9. 膳食委员会会议记录表
10. 儿童伤害事故登记表
11. 预防接种记录表
12. 体弱儿管理记录表

13. 体格检查记录表

14. 缺点矫治记录表

15. 体格锻炼观察表

16. 家长联系簿

17. 大型玩具检查登记册

18. 视力矫治登记

19. 龋齿矫治登记册

20. 新入园儿童免疫规划疫苗接种情况登记册

21. 紫外线消毒灯使用登记

(四) 统计分析评价表

对资料进行统计, 科学分析, 并以此为依据做好卫生保健工作。

1. 体格发育评价

2. 膳食评价

3. 出勤率统计

4. 缺点矫治率统计

5. 各种常见病患病率统计

6. 传染病发病率统计

7. 预防接种率统计

第三章

卫生保健工作常见问题解析与处理

一、 体弱儿的管理及体检中发现异常的处理

（一）体弱儿管理常规

1. 体弱儿筛查

在每次的体格发育测量中，筛查出肥胖幼儿和营养不良幼儿；在每月的疾病统计中筛查出反复呼吸道感染、反复腹泻的幼儿；在每年的新生体检及年度全园幼儿体检中筛查出贫血幼儿。

2. 对体弱儿按常规进行收案管理

（1）建专案病历，除按健康儿管理内容外，根据每个体弱儿的具体情况，制定治疗方案，预约定期到保健门诊复查治疗。

（2）针对患儿的发病原因，指导、配合家长进行科学喂养、护理和防治。

（3）通过与家长个别交谈、开家长会、出宣传专栏、专家讲座等形式，加强对体弱儿的管理。

3. 结案处理

疾病治疗痊愈后，应及时结案，转为健康幼儿常规管理

（二）体弱儿护理管理

托幼园所的体弱儿要在保健医的指导下，加强护理，在一日生活中特别护理，促使他们尽早恢复健康。体弱儿包括营养性缺铁性贫血、营养不良、反复性呼吸道或肠道感染、先天性心脏病、癫痫病、神经精神发育迟缓、常见畸形、维生素D缺乏性佝偻病等幼儿。托幼园所应建立体弱儿登记制度，并登记入册。对患中度及中度以上的贫血、活动期佝偻病、营养不良的幼儿都要进行专案管理，并且要登记在专案管理登记册上。反复感染的幼儿要填写反复感染幼儿专案管理卡。体弱儿治愈后应结案，转入健康儿童常规管理。

1. 营养不良的管理

托幼园所应对营养不良幼儿进行及时管理，促使他们早日恢复健康。

（1）营养不良的评价方法

评价指标：按年龄/体重、年龄/身高、身高/体重的三个指标进行全面评价。评价标准：采用2006年世界卫生组织推荐的标准（WHO标准）。以中位数减去2个标准差（－2SD）为营养不良的判断标准。三个指标中有一项为"下"的就是营养不良。

（2）营养不良的分类

低体重（年龄/体重"下"），主要反映幼儿急性或近期营养不良。

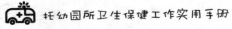

发育迟缓（年龄/身高"下"），主要反映幼儿慢性或长期营养不良。

消瘦（身高/体重"下"），主要反映幼儿近期急性营养不良。

严重慢性营养不良（年龄/身高"下"并且身高/体重"下"），也就是发育迟缓和消瘦同时存在。主要反映幼儿近期、远期都有营养不良。

（3）管理内容

在体检中发现的营养不良幼儿应登记在册，并填写营养不良专案管理记录。对每个营养不良幼儿进行病因分析，并与家长取得联系，采取相应的治疗方案，定期对他们进行监测。低体重：每月测量体重一次。发育迟缓：每3个月测量体重、身高一次。消瘦严重慢性营养不良：每月测量体重一次。每3个月测量身高一次。并把情况及时通知家长，以配合医院的治疗。半年内连续3次体重不增或连续2次身高不增的可转诊至医疗保健机构。直至营养不良完全改善为止。

对有营养不良的问题儿童，要认真查找病因，或有针对性地进行营养指导。对单纯性的营养不良一般不用药物治疗。但如果病情严重或合并其他疾病时，就要给以相应的治疗。

2. 营养性缺铁性贫血幼儿的管理

在各类体检中发现患有营养性缺铁性贫血的幼儿，应记入体弱儿册，并督促家长带领患儿及时就诊、治疗，并在一个月后复查血红蛋白。登记内容：轻度贫血的患儿要登记初诊、复查日期、血红蛋白检测结果。中度或以上的患儿要建立专案管理，并填写缺铁性贫血儿童专案管理记录。贫血患儿血红蛋白恢复正常后，要继续给药4~6周方可结案。

贫血分度（除新生儿以外的年龄在6岁的儿童）：

轻度贫血：血红蛋白为9~12克/分升

中度贫血：血红蛋白为6~9克/分升

重度贫血：血红蛋白为6克/分升以下

3. 反复感染幼儿的管理

对在园出现反复感染的幼儿开展综合性的防治措施，减少感染性疾病发生几率。

（1）反复感染的诊断标准

① 因患病连续在3个月内，缺勤天数累计5天以上的。

② 因患病连续在3个月内，每月带抗感染性药物，累计7天以上的。

③ 因患病连续在3个月内，每月缺勤及带药累计10天以上的。

（2）反复感染幼儿的管理内容

定期在幼儿出勤登记、交接班记录、常见病登记中进行统计，筛出反复感染的幼儿登记入体弱儿册。进行专案管理，填写反复感染幼儿专案管理卡片，每月观察一次，持续观察6个月，无症状即可转入健康幼儿管理。

（3）反复感染儿童的干预措施

对反复感染幼儿的具体情况进行分析，配合医院采取相应的治疗措施。对他们加强生活护理，避免受凉，注意纠正不良的饮食习惯，保障儿童的进食量。加强体育锻炼，增强体质。

4. 先天性心脏病幼儿的管理

对在园患有先天性心脏病的幼儿，加强特殊照顾和护理，改善他们的健康情况。管理内容：对实施手术根治前的先天性心脏病患儿，要登记入体弱儿册。加强生活各个环节的护理，根据患儿的具体情况鼓励他们适当参加活动（针对其情况决定活动量、活动强度、活动时间）。注意衣服的随时增减，减少呼吸道感染，出现问题及时与家长联系。先天性心脏病幼儿的结案：手术根治后方可结案。

5. 癫痫幼儿的管理

对在园确诊及疑似癫痫的幼儿加强管理以达到控制发作，减少脑损伤，避免因癫痫发作引发其他问题的出现。管理内容：要登记入体弱儿册。加强生活护理，及时掌握其进食量，不要过量。保障充足睡眠。为控制情绪，要避免幼儿过度紧张、兴奋、激烈运动。不攀高、不在水边玩，随时警惕发生意外。密切与家长联系，详细问询、观察其发作特点、持续时间、可能诱发的原因，以采取相应的措施以减少发作次数。敦促家长遵医嘱给幼儿服药，不随意停药或减量，要定期复查。保教人员要关心爱护患儿，不歧视他们。

6. 神经精神发育迟缓幼儿的管理

对他们进行特别的照顾和对症训练，促使他们获得进步。管理内容：要登记入体弱儿册。加强生活护理，要在吃饭、穿衣、大小便、活动等各方面给予特别的照顾。加强活动安全护理，根据他们的实际情况安排活动项目，并在活动中谨防伤害发生，可以对其进行针对性的训练。

7. 常见畸形幼儿的管理

对于在园的由于先天或后天因素造成幼儿各类畸形的，如唇裂、腭裂、肢体畸形等幼儿，给予特殊地照顾。管理内容：要登记入体弱儿册，注明畸形的种类、程度及对其具体管理措施。加强生活护理，对唇腭裂的儿童：注意在他们吃饭、喝水时给予充分的时间，不能催促，以免出现误吸呛咳。肢体畸形：可根据具体畸形程度决定其参加活动的种类、强度，加强监护，防止发生伤害。保教人员除了要关心爱护照顾患儿，不歧视他们，并且应教育其他幼儿尊重、关心、不歧视他们，使残疾幼儿在良好的环境中生活成长。

（三）肥胖幼儿的管理

针对体检中发现的超重、肥胖幼儿要进行干预管理。

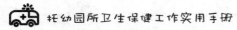

1. 超重、肥胖儿筛查方法

测量儿童身高、体重根据世界卫生组织推荐（WHO标准）的相应标准进行评价。筛查标准：

（1）身高（身长）标准体重，以身高别体重大于或等于中位数（+2SD）作为粗指标筛查出肥胖儿童。

（2）肥胖度：测量儿童身高、体重根据WHO的身高标准体重值（W/H）按性别进行肥胖的诊断和分度。

$$肥胖度 = \frac{实测体重 - 身高标准体重}{身高标准体重} \times 100\%$$

超重：超过身高标准体重的10～19％

轻度肥胖：超过身高标准体重的20～29％

中度肥胖：超过身高标准体重的30～49％

重度肥胖：超过身高标准体重的50％及以上

（3）体块指数（BMI）

$$BMI = \frac{体重（kg）}{身高（M） \times 身高（M）}$$

中国成人肥胖标准：BMI等于或大于24为超重，BMI等于或大于28为肥胖。

WHO规定肥胖的界限：BMI等于或大于25为超重，BMI等于或大于30为肥胖，幼儿肥胖标准与性别、年龄有关。

2. 肥胖幼儿的管理内容

对单纯性肥胖幼儿要建立专案，填写肥胖幼儿专案管理记录。

3. 肥胖儿的病因分析与干预

对肥胖儿要从饮食、运动、遗传等方面综合分析病因，如果考虑是疾病引起的肥胖，建议家长带患儿到医疗部门排除病理性肥胖。要定期检测患儿的体重增长幅度，每月测量体重一次，每三个月测量身高一次。检测结果记录在专案管理中。肥胖幼儿专案管理的结案：幼儿的身高标准体重值正常后，继续维持3个月方可结案。肥胖儿童的肥胖程度在半年内不上升，为管理有效。

肥胖幼儿的干预措施：原则是幼儿期的单纯性肥胖不提倡药物治疗，不采取短期快速的减轻体重的方法。对疑似病理性肥胖的幼儿建议尽早就医。可以从饮食方面干预，在保证幼儿发育基本需要和饮食营养平衡的基础上控制进食量，控制甜食、零食、油炸、快餐、油腻的食品，鼓励他们多吃水果蔬菜。并调整生活方式，多运动，减少静坐时间。

（四）体检中发现幼儿异常症状的具体管理

1. 低视力

保护幼儿视力，尽早发现视力异常的幼儿。对视力高危幼儿（已诊断弱视、斜视、高度屈光不正、家族中有高度视力低常者）要重点管理。管理内容：建立定期检查视力制度。对 4 岁以上幼儿每年至少检查视力、眼位一次。早期发现异常及时诊断治疗。保护幼儿视力，注意光线，近距离的用眼（看书、写画）时间不超过半小时。注意幼儿书写的正确姿势。教育用眼卫生，预防眼睛的传染病。对视力低常的每 3 个月测查视力一次，并记录在视力矫治登记册上。

（1）检查视力要求：4 岁以上幼儿使用国际标准视力表或对数视力表。视力表距离 5 米。视力表高度：视力表的 1.0（5.0）的一行，应与幼儿眼睛大致位于同一水平线。检查时，被查幼儿要遮盖一只眼（一般先右后左）分别检查。由最大视标开始，每行选择最外侧的一个视标依次向下。当幼儿辨认困难时，检查上一行的视标，以能辨认及半数以上的视标为标准做记录。

（2）幼儿视力标准与筛查标准

①不同年龄幼儿应达到的正常视力标准：

2 岁：0.5

3 岁：0.7

4 岁：0.8

5 岁或大于 5 岁：1.0

②幼儿视力低常标准：

3 岁：正常视力参考下限为 0.5

4～5 岁：正常视力参考下限为 0.6

6～7 岁：正常视力参考下限为 0.7

（3）幼儿视力低常转诊：4 岁以下低于 0.6 就要转诊。如果幼儿单眼视力低常或双眼裸眼视力相差两行和两行以上时，2 周后要复查一次，如果情况没有转变，要转诊至医院专科复诊。

2. 听力异常

听力筛查异常幼儿的管理：对早期发现听力障碍幼儿，早诊断，早治疗，早进行听觉言语训练。对全园幼儿每年进行一次听力筛查，对列入监测的听力筛查未通过的幼儿每半年监测一次，测查 2 次正常的可转入正常管理。对听力筛查未通过的幼儿，要进行登记并及时通知家长到医院确诊。保健人员要追访去医院听力诊断的结果，并将诊断时间及医院名称抄写在幼儿听力筛查报告单反面。

3. 口腔问题

为培养幼儿良好的口腔卫生习惯，预防龋齿，降低龋齿发生率，对在园患龋幼儿进行管理。

管理内容：建立定期口腔检查制度，每半年检查口腔一次，其中一次必须是由口腔医生进行专科检查。检查结果要在体检表中按牙式进行填写，并在口腔检查登记本上准确记录。发现问题监督家长及时带患儿治疗。注意培养幼儿良好的口腔卫生习惯，做到早晚刷牙，吃东西后漱口（提倡饭后刷牙），掌握正确的刷牙方法，使用保健牙刷。纠正幼儿不良的口腔习惯，如吸允手指、咬物、偏侧咀嚼等。控制幼儿食糖量，每人每日不超过 30g 为宜。在口腔检查中发现龋齿或同一位置的恒牙萌出乳牙未脱落及牙外伤，及时转诊到医院专科治疗。

（1）口腔健康标准：牙齿清洁、无龋洞、无疼痛感，齿龈颜色正常、无出血现象。

（2）龋齿的预防：一级预防，保持良好的口腔卫生和饮食习惯。定期检查，进行窝沟封闭。二级预防，定期检查，早期充填。三级预防，牙体缺损。

（3）正确的刷牙方法：

①刷牙要求竖刷方式：上牙从上往下刷，下牙从下往上刷，咬合面来回刷。

②力度的要求：要顺着齿龈方向往牙齿咬合面轻柔的刷，力度要轻，防止出血；次数要多，直到牙齿上的食物软垢清除干净。舌苔也要刷一刷。

③保健牙刷及牙膏：牙刷要刷头小、刷毛软，要磨毛、牙刷柄易于把握。幼儿含氟牙膏的用量要控制在黄豆粒大小。

二、 幼儿常见心理行为问题的分析与解决

（一）多动症

多动症又称"注意缺陷多动障碍"，主要由大脑内神经递质失衡引起。幼儿多动症临床表现为注意力不集中，活动过多，学习困难，冲动易怒等。多动症通常起病于 6 岁以前，学龄期症状明显，智力一般，核心表现是自控能力差，注意力不集中。

1. 多动症的具体表现

（1）在任何场合都处于不停的活动状态中，如上课不断做小动作，敲桌子、摇椅子、舔铅笔、切橡皮、撕纸头，或者拉同伴头发、衣服等。平时走路爱奔跑，轮流活动时迫不及待，常说一些使人恼怒的话，好插嘴和干扰他人的活动。

（2）情绪极为不稳，自控能力差，不服管束，高兴时忘乎所以，又笑又叫；不顺心时，易激怒发脾气，致使不易合群，久之可造成其反抗心理，而常常发生自伤或伤人的行为。

（3）常有注意障碍，注意力很难集中或者注意力集中短暂，上课时常东张西望，心不在焉，或听而不闻。做作业时边做边玩，不能集中注意做一件事，做事常有

始无终。

2. 多动症的防治

（1）适龄结婚，勿早婚或过于晚孕，避免婴儿先天不足。

（2）为了避免产伤，减少脑损伤的机会，提倡自然顺产。临床发现，多动症患儿中剖腹产者比例较高。

（3）孕妇应注意保持心情愉快，精神安宁，预防疾病，慎用药物。

（4）创造温馨和谐的生活环境，使孩子在轻松愉快中度过童年。

（5）注意合理营养，使孩子养成良好的饮食习惯，保证充足的睡眠。加强锻炼增强体质，防止疾病发生。

（6）尽量避免让孩子玩含铅的漆制玩具，尤其不能将这类玩具含在口中。

特别提醒：当发现孩子有多动症症状时，应及时到医院进行检查并治疗，切勿拖延时间而加重病情。

（二）口吃

1. 原因分析

幼儿口吃的病因和病理机制尚不明确，可能和以下原因有关。

（1）遗传因素：口吃患者家族发病率可达 36～55％，故有人认为与遗传因素有关。也有人发现口吃患者及亲属中用左手多见，认为口吃与大脑优势侧有关。

（2）躯体因素：较多幼儿围产期或婴幼儿期曾受到有害因素作用，如胎儿期母体患妊娠毒血症、出血或母体性疾病，或发育过程中患某些传染病使神经系统功能弱化，言语功能受累而致口吃。

（3）精神因素：幼儿口吃多发生在急性或迁延性精神创伤之后，因而有人认为精神因素可能为口吃的重要发病原因。

（4）其它因素：有的学龄前儿童罹患口吃是因模仿所致，有人根据脑电图，推断口吃可能与边缘系统和网状结构复合体活动增强、发音肌功能不协调、基底节存在生化障碍等因素有关。

总之，口吃可能是生理与心理多种因素综合作用的结果。

2. 防治措施

（1）为了防止幼儿口吃，安排好幼儿的日常生活和培养良好的卫生习惯是很重要的。幼儿日常的生活要有规律，要按照规定的时间吃饭，保证足够的睡眠和休息，不要强迫 3～7 岁的儿童牢记各种长篇故事或不适应他们语言能力的诗歌。

（2）矫正幼儿口吃的关键是要培养良好的讲话习惯。对于患口吃的幼儿，家长、老师应耐心指导怎样把话讲清楚，如何正确表达自己的意思，如果讲对了，就要鼓励他"讲得好"，帮助他树立信心，如果讲话不清楚或不流畅，也要耐心听完，不要中途打断或随意责骂，使孩子以后在人前不敢讲话，或造成精神紧张，说话更加口吃。

（3）音乐可以在矫正幼儿口吃方面发挥良好的作用，有节奏地唱歌、朗诵对幼儿语言训练有一定的帮助，幼儿听到音乐之后，因心情愉快，分散说话时的注意力，不再过分关注讲话的动作，就能使幼儿容易讲出自己要说的话。讲故事也是帮助幼儿矫正口吃的一种方法，可以让孩子叙述幼儿园的事情。与孩子对话时要有耐心，同时要求口吃的幼儿也心平气和、不慌不忙，每次时间不要过长，因为时间长了容易使患口吃的幼儿感到精神疲倦，一般 20～30 分钟即可。

（4）家长、老师对患口吃的幼儿要给予多方面的温暖和帮助，周围的人也不要戏弄、嘲笑或故意模仿幼儿的口吃。

（5）口吃治疗的注意事项：目前口吃治疗多集中在非药物治疗上，如言语训练、心理治疗、生物电反馈节拍器、改变发声方法、延迟语音反馈方法、声音掩蔽法等。另外，让孩子多做放松的自由活动对消除口吃也有帮助。

（三）遗尿

无意识的排尿称为遗尿，常见于夜间的则称为夜尿。生长发育过程中，儿童膀胱括约肌的有效控制能力各有所不同，一般要在 3～5 岁之间才能完善。因此，在这年龄段之前存在遗尿，家长不必太紧张。

1. 原因分析

（1）膀胱小、膀胱括约肌功能差，白天小便次数多，有尿憋不住，有尿急、尿频现象，有个别的孩子白天也有尿裤子现象。

（2）膀胱中枢神经功能失调，灵敏度差，神经感受器传递信号有误，晚上 12～14 点之间易尿床，叫时迷糊，不叫则尿。

（3）有隐性脊柱裂的患者，一般表现为白天小便次数多，中午睡觉尿床、晚上睡觉尿床 3～5 次或更多。

（4）膀胱储存量小，常人一般 1 公斤体重储尿 10 毫升，但患儿往往只有 2～3 毫升，对于这种为何会因膀胱功能不佳而导致遗尿，有专家认为，这是因为在睡眠期间，经常出现尿急，影响睡眠，久而久之，大脑和膀胱出现不协调，脑部不再唤醒孩子上厕所而导致遗尿。

（5）还有的儿童遗尿是因为，控制膀胱的神经系统先天发育不良，当晚上膀胱充盈需要排尿时，大脑无法发生指令让其知道并清醒过来，于是发生尿床。

以上原因可以单独存在，也可多种存在。

2. 治疗与护理

如何治愈尿床症：调查发现，患此症的幼儿，常因遗尿性格越来越内向，不愿意参加集体活动，心情压抑，生活质量低下，有少数患者甚至一辈子要用尿布才能安心睡觉。因此，一旦发现小孩超过五岁仍有尿床，还是及早到医院诊治为佳。针对病因，其治疗方法大概有：

（1）膀胱功能训练。患儿醒时有意忍尿，可以使膀胱储尿功能有所上升。另外，也可进行膀胱肌肉收紧训练。此种方法需要家长配合小孩共同练习，小孩想上厕所时，家长有意识地让其忍尿，而在上厕所时，让小孩忍尿进行肌肉收缩运动，长期坚持必有效果。

（2）药物配合治疗。药物的作用，主要是帮助小孩提高感觉中枢敏感度，如瑞士生产的弥凝片（去氨加压素），一般三个月为一疗程。

（3）配合排尿报警器，在患儿有排尿动向时，唤醒他以使之培养起排尿的自觉能力。

（4）遗尿的幼儿还应做好生活护理：

①克制水份摄取，尤其是睡前。

②保持排便通畅。

③排尿时尽量排光膀胱的尿液，每次排尿后过几分钟再排一次。

④训练排尿习惯，先在短时间内固定排尿，再慢慢延长排尿时间，可有效改善遗尿的问题。

⑤勿使患儿过度疲劳和情绪激动。控制睡前饮水量，每晚尿床的患儿夜间按时唤醒排尿，使其逐渐养成自控排尿的习惯。

⑥对遗尿较严重的幼儿，鼓励其消除紧张怕羞情绪，积极配合服药和各种其他治疗。

（四）哭闹

1. 原因分析

不论成年人还是幼儿，都会有情绪不好的时候。

（1）生理上需求：当宝宝肚子饿了、尿布湿了、身体不舒服了、睡觉不安稳等，就容易有情绪反应，应了解宝宝闹的原因，再进行安抚。

（2）过渡期反应：二岁左右的宝宝，开始会借由语言和动作，来表达他的想法和意见；如果父母不能了解孩子异常行为背后的原因，宝宝自然就容易以哭闹等方式来达到他们的需求。

（3）不当管教：孩子会在与大人的互动中，去探测大人的反应，当大人回应方式养成后，孩子就会以此方式作预测。如孩子一哭闹大人就给玩具、糖果，日后他就会以哭闹方式来取得这些东西。

2. 正确的处理方法

家长与老师应以冷静、理性的态度，用正确的安抚方法处理孩子哭闹的情绪，让孩子能接纳自己负面的情绪，学会适当地表达情绪。

（1）冷静面对。当幼儿情绪不稳定时，成人应给孩子树立好榜样，先控制、处理好自己的情绪，慢慢走到幼儿面前，让哭闹中的孩子感觉到你的冷静，降低哭闹情绪。千万不要在幼儿情绪不稳定时，自己反而更生气，这对于解决问题有害无益。

（2）利用辅助工具安抚孩子。幼儿闹情绪时，可以拿出平常喜爱的玩具、布偶，让他抱在怀中，暂时安抚失控的情绪，然后再进行安抚、询问。

（3）抱在怀中，安定情绪。当幼儿情绪失控时，可将幼儿抱至怀中轻拍安抚情绪，或是放一些轻柔音乐、幼儿平常喜欢听的歌，借以安定情绪。

（4）用温柔的语气对孩子说话。用温柔的语气对孩子说："宝宝怎么了，为什么这么生气，还哭得这么伤心"、"你很难过，哭一下没什么关系，等会儿告诉妈妈（老师），为什么难过，让妈妈（老师）帮助你"……如此会让孩子感觉到你对他的关心和尊重。然后拿水给孩子喝，或是拿一条毛巾，擦拭孩子脸上、额头上的泪水以及汗珠，让孩子得到照料，感觉到对他的关心和注意，以降低哭闹不安的情绪。

（5）站在孩子的立场去思考问题。当孩子闹情绪时，首先要了解孩子发脾气、哭闹的真正原因，要站在孩子的立场思考问题。当孩子对你诉说他的感觉和想法时，除用心倾听外，还可以重复孩子所讲的话，让孩子感觉到你是了解他的。

（6）适当的管教。如果发现孩子每次都是以闹情绪为手段，试图达到引起成人的注意或满足自身其他需求的目的时，应给予孩子适度的管教，如冷处理，严肃地让孩子了解，他这样的行为、举动是不对的。

（7）错误安抚无法解决问题。在安抚孩子哭闹情绪时，"爱"的表达是很重要的，一个关怀的眼神，一句温柔的语句，都可有效减缓孩子哭闹情绪。但是相反，如果使用了错误的安抚方法，不但不能解决问题，反而会加剧孩子的哭闹情绪。比如，冲动地责怪孩子，或嫌孩子动不动就哭哭闹闹"真是讨厌"，甚至生气地责骂，叫孩子立刻停止哭闹举动，以威吓的方式强迫、限制孩子不准再哭闹。或对孩子哭闹情绪完全不加理会，继续做自己的事，放任孩子在一旁。或是父母随意拿一样吃的、玩的东西给哭闹中的孩子，希望他能就此停止哭闹。另外，过于宠爱、溺爱孩子，孩子一哭，就急忙用各种物品安慰他，如此举动，易造成孩子日后经常以"哭闹"的方式，来达到某些目的。

（8）用心倾听孩子的心声。随着年龄的增长，幼儿的各种情绪也随之表现，家长、教师应该冷静面对孩子的情绪反应，尊重孩子表达情绪的权利，真实地了解孩子情绪背后所要表达的信息，再引导幼儿学习表达处理情绪的方法，让他能正视自己生气的原因，并适度地发泄。而在孩子有良好表现时，不要忘记给予奖励与肯定，多赞美孩子良好的行为，帮助他减少闹情绪的行为模式。

（五）分离焦虑

分离焦虑是指当孩子和亲人面临分离时，会产生一种不适应行为，而这种不适应行为依不同年龄会有不同的行为反应。例如，越小的孩子，会表现出来紧紧抱着父母不放、害怕、非常爱哭，而较大的孩子，则会有惧怕的表情出现，情绪非常不稳定，叫跳、耍赖、哭躺在地上不起来等。

1. 原因分析

一般情况下，当幼儿与亲人短期或长期分开，到一个新环境（如初到幼儿园或到一个陌生的环境），整天都见不到亲人，幼儿都会感到拘束，会表现出烦躁不安、脾气暴躁、容易哭闹、不爱讲话、孤僻、睡眠不踏实、做噩梦、说梦话、易惊醒等，这都是分离焦虑的表现，自理能力较差的幼儿表现得更明显。这是正常现象，通常3～5天，有的需略长时间，孩子的分离焦虑就会减轻或消失。

2. 解决方法

（1）家长平时要多注意培养孩子生活自理和独立解决问题的能力。另外，在孩子上幼儿园前，有意识地带孩子去见老师，熟悉环境，并给予正面积极的的教育："爸爸妈妈上班，宝宝长大了也要上幼儿园"、"幼儿园里有许多小朋友和玩具，能跟你一起玩，真开心"等。一定要避免给孩子说那些可能造成心理压力的话，如："再不听话就马上送你去幼儿园"、"看你到幼儿园还敢调皮！老师可不能像妈妈这样对你"、"不听话就到幼儿园去，不要你了"等。

（2）多培养孩子独处的能力。让孩子独处，并不是指丢下他一人不管，而是将孩子安顿在固定的房间或客厅安全的一角，让他自己玩，只要他不请求你的帮助就不要打扰他。万一孩子遇到挫折，尽量让他自己面对。如果孩子开始吵闹，父母可以先和他说话，用和缓的声音安慰他，让孩子知道，父母对他的需求并不是毫无反应，但同时也让他知道，父母有事情要做，做完后会去帮助他，他必须学会等待。而父母一定要遵守诺言，只要忙完了，一定过去抱抱他或好好陪他玩，使他对等待有信心，安全感更强。

（3）转移目标。当幼儿有分离焦虑出现时，老师可采取转移目标的方式，让幼儿转移对父母的思念。例如，抱他去找他喜欢的动物，像小狗、小猫、小金鱼等，或者玩各种玩具、扮过家家等，或者去外面散步、看看路上车子、行人，让孩子转移目标。

（4）给予认同和拥抱。当孩子哭得很伤心时，老师可采取拥抱方式，抱着孩子、拍拍他的背，和他说说话，让他了解你知道他很伤心，你和他是同一战线上的，你可以陪他、帮他打电话给妈妈等，给孩子充分的安全感。

（六）喜欢啃手指、咬指甲

咬指甲是儿童期常见的一种不良习惯，出现这种现象常与精神紧张有关。孩子表现为反复咬指甲。轻者仅啃咬指甲，严重者可将每个指甲咬坏，甚至咬坏指甲周围的皮肤，少数幼儿还咬脚趾甲。部分幼儿常伴有其他行为问题，如睡眠障碍、多动、焦虑、紧张不安、抽动、吸吮手指、挖鼻孔等。症状顽固者夜间也会咬指甲。

1. 原因分析

吸吮手指或咬指甲一般是一种习惯问题，多见于3~6岁儿童。多数儿童随着年龄增长咬指甲行为可自行消失，少数顽固者可持续到成年。吸吮，是人类早期的重要欲望之一，婴儿时期吸吮手指是正常的，是孩子认识世界的一种独特的方式，婴儿时期做父母的必须创造条件，尽量满足孩子的这种欲望。而有些孩子养成吃手的习惯，是由于母乳不足，或母亲工作需要，不能用母乳喂养时，使婴儿吸吮要求得不到满足，孩子就可能转而开始"吃"自己的手指。还有的孩子突然被断奶，也就是说婴儿的吸吮行为被突然中断，也可能促使孩子养成吃手的习惯。因此，给孩子断奶要逐渐进行，不能指望三两天之内就干脆利落地把奶全部断掉。断奶是一个过程，这个过程要帮助孩子在心理上摆脱吸吮母乳的需求，设法减少孩子依赖吸吮的饮食方式进食，使孩子逐渐适应其他进食方式。

另外，吸吮手指或咬指甲这种现象的发生常与精神紧张有关，如生活环境改变，比如孩子入托时因紧张容易诱发此症。大人在心情烦躁、紧张不安时，知道应当采取哪些措施，使自己的紧张心情得以缓解。幼儿却不会，他们无法用语言来正确表达自己的心理状态。一些孩子在心理不安、不满或紧张时，便常借吸吮手指、咬指甲等方式来平稳自己的情绪。具有内向、敏感、焦虑等性格特点的幼儿容易患此症。还有些幼儿的这种吸吮手指、咬指甲的行为是由于模仿他人而形成的。

2. 预防和矫治

消除造成幼儿紧张的一切因素是预防和治疗的关键。当幼儿咬指甲时，成人要用讲故事等方式分散孩子的注意力，并让孩子养成良好的卫生习惯，经常修剪指甲。频繁出现可到医院进行矫治。具体做法是：

（1）关注孩子的心理需求，要注意满足孩子被爱和被关怀的情感要求，多与孩子在一起，交流感情，并多进行肌肤接触，陪孩子做游戏，陪孩子睡觉，使孩子有充足的幸福感和满足感。

（2）鼓励孩子多与同伴玩耍，给孩子安排一些合适的手工活动，尽量使他们不闲待着，如让孩子玩积木、玩沙子、画画、做游戏等，以把孩子的注意力引向快乐、活泼的活动中，以使孩子忘记这种不良行为。

（3）在给孩子进行行为矫正时，态度要和蔼亲切，语言动作要轻柔，千万不要大声呵斥、恐吓、打骂孩子，不要简单粗暴地禁止，因为这样只会强化这种行为，使孩子感到更紧张，甚至产生自卑感、孤独感等不健康心理。

（4）对于孩子因吸吮行为及咬指甲的行为，遭受同伴讥笑时，要给予孩子心理上的支持与安慰，要鼓励孩子改掉这种不良行为，千万不要在众人的面前呵斥孩子，以免损伤孩子的自尊心，削弱孩子改掉不良行为的信心。

（七）不爱上幼儿园

没有身体上的缺陷、疾病等明显因素，幼儿不肯入园上学的现象，称之拒绝入园。这样的幼儿，一般在入园前常常说自己头痛、腹痛，并且常常哭闹抵抗。

1. 原因分析

（1）分离焦虑带来的情绪和生理问题。爸爸妈妈把幼儿送去幼儿园，会让幼儿产生一种"被抛弃"的感觉，从而引起分离焦虑。适当的分离焦虑是幼儿正常的心理反应，只要爸爸妈妈能够帮助幼儿疏导情绪，绝大多数幼儿在入园一段时间后，会渐渐适应幼儿园集体生活，逐渐情绪稳定。但是也有些孩子会因为感冒、咳嗽或腹泻等缺勤，无法上幼儿园。从心理学的角度来说，这是分离焦虑的后期延续。是因为对新环境的适应，使孩子"身心压力大"，造成身体抵抗力下降，出现常见的入园一个月后的感冒、发烧、咳嗽等症状。

（2）生活习惯和秩序被打乱。2～3岁的幼儿很敏感，他们在家里已建立了一套比较固定的生活习惯和生活秩序。而去幼儿园之后，突然打乱了他原来熟悉的生活秩序和习惯，新的生活秩序、习惯跟原来的差别很大，这让幼儿感到恐惧不安，所以会哭闹，不愿意去幼儿园。

（3）不适应幼儿园环境。幼儿刚入幼儿园，是从熟悉的环境突然到自己完全不熟悉的地方，他无法对周围的事物产生安全感，而且也不知道如何和周围的人相处，不知道自己该做些什么、怎么做，从而产生巨大的心理压力，只能通过哭闹来发泄自己害怕的情绪，不想再去幼儿园。

（4）家园差异造成的挫折感。幼儿在家都是被细致呵护和照顾的，家里的大人都关注他，但到了幼儿园，不再是大家瞩目的中心。他要和其他小朋友共同使用玩具，老师同时照顾许多小朋友，不会对他特别关注，敏感的幼儿很快就会察觉到各种"待遇"上的差异，从而产生挫折感，对幼儿园失去兴趣，不想再去幼儿园。

（5）幼儿的个性问题。有的幼儿个性比较胆小、内向，或是不喜欢与他人相处。他们在幼儿园显得不太合群，也不容易得到老师的关注。一旦在幼儿园被老师批评，或是跟其他小朋友发生矛盾，幼儿不知道该如何应对，在屡屡受挫之后，便不想再去幼儿园了。

2. 正确的情绪疏导及具体应对措施

幼儿是否习惯、喜欢幼儿园，关键在父母是否给幼儿做好充分的准备，在幼儿不想去幼儿园时能否给他正确的情绪疏导。

（1）入园前准备。

①带孩子到将要去的幼儿园参观，让孩子看看，幼儿园的大门是什么形状、什么颜色的，上面画了什么，写了什么等，加深幼儿对幼儿园的好感。并且告诉他，这将是你要去的幼儿园，这里一切都很好，有很多玩具和很多小朋友，以缓解幼儿对陌生环境的焦虑感，使他更容易融入幼儿园生活。

②和孩子一起在幼儿园做亲子游戏，最好是在孩子即将进入的幼儿园，这些游戏能让孩子对幼儿园快速熟悉，也能让他对老师产生亲切感。

③培养孩子独立自理能力，在上幼儿园之前，让孩子学会自己吃饭、喝水，不挑食，学会自己脱裤子上厕所。这样孩子进入幼儿园之后，就能很好地适应集体生活，不会产生挫折感。

④安排好孩子的作息，在家时有意按幼儿园作息时间安排孩子的活动。比如，帮助他建立定时的午睡习惯，跟幼儿园一样午睡安排在中午12点至下午2点半。

⑤在家中建立必要的规则，培养孩子养成良好的习惯，如饭前洗手、玩完玩具放回原处等，否则孩子入园后，对幼儿园的各项要求会无所适从。

⑥让孩子学会用语言表达愿望，孩子在家时，跟父母交流可能不用说话，仅用表情或动作父母就能明白他的需要。但到幼儿园后，有些表情和动作就难以被老师或同伴理解，以至孩子的愿望得不到满足，会使他感到委屈受挫，从而影响孩子上幼儿园的情绪。因此，要告诉他在幼儿园有什么需求要主动跟老师说。另外，父母对孩子说话时，也要尽量清楚、礼貌、语气温和，发音准确，不要用叠音字。

⑦培养孩子与人交往的能力。从孩子入幼儿园起，就开始了集体生活，这与家庭生活最大的不同就是孩子将与许多小伙伴一起生活。因此，父母应教孩子学会关心他人，帮助和安抚身处困境的人，能与同伴分享玩具与食品，体验交往的乐趣。平时家长也可有意为幼儿创造交往的机会，让他在具体的交往环境中学会与人交往。

（2）正确的情绪疏导。

①表现出积极态度。父母早上送幼儿去幼儿园，告别时应该简短亲切，如果父母犹豫或延长告别时间，幼儿跟父母就更难分开（但是一定不能偷偷溜走，否则宝宝可能对父母失去信任）。家长把幼儿交给老师后，微笑着搂一搂他，告别后离开他。就算感到伤感，父母也不要说："我想你。"当然，如果幼儿在哭，父母要硬着心肠走出教室不是一件容易的事，但在大多数情况下，老师会帮助宝宝很快平静下来。如果幼儿确实很难安顿下来，父母可以征得老师同意，下午早一点儿来接，或第二天早上在教室多待一会儿。

②为幼儿建立安全感。因为分离能触发被抛弃的感觉，因此在送幼儿去幼儿园的第一个月，父母应该尽可能保证让孩子的生活有规律。家庭应避免旅游，不换新保姆。在送幼儿去幼儿园的路上，讲清楚要去哪儿，什么时候会来接他，如父母可以说："你和老师、小朋友待在一起的时候，妈妈去上班，你吃完晚饭我就来接你。记住，妈妈和爸爸一定来接你"。父母可以考虑留下一些东西，如一条围巾或一块手绢给孩子，作为将会来接他的一个具体的提示。

③接纳幼儿的负面情绪。幼儿哭闹着不想去幼儿园，父母首先要让自己平静下来，千万不要着急生气。父母要对幼儿的负面情绪表示接纳，可以说"哦，我知道了，宝宝不想去幼儿园"，"我能感觉到你现在很不高兴"等。接下来可以问宝宝不想去幼儿园的原因，但不要直接问"你为什么不想去幼儿园"。因为对于年幼的幼儿来说，语言发展有限，可能无法直接回答这样的问题。可以问"宝宝最喜欢幼儿园的哪个小朋友或者哪个老师"，"宝宝不喜欢谁"，"宝宝最喜欢幼儿园的哪本书、玩具"等，用这样的聊天方法引导孩子说出自己在幼儿园里的不开心，帮助孩子疏导负面情绪。

三、常见家长问题解答

（一）幼儿不爱交流怎么办

1. 问题分析

如今的孩子大都是在过分保护下成长起来的，从小很少与外人接触。所以，有许多幼儿养成了内向、沉默寡言的习惯。幼儿不爱说话的原因很多，有性格的原因，更重要的是环境的原因，家庭环境是导致幼儿沉默寡言的最主要原因。归其原因可能有以下几种：

（1）环境因素。家庭使用多种方言与小孩讲话，比如，父亲讲普通话，母亲讲广东话，爷爷讲上海话，保姆讲陕西话。幼儿对此无所适从，不知道应该怎么说。

（2）一些疾病。如智能发育落后、脑性瘫痪、听力障碍、儿童孤独症、中枢神经系统受损或功能失调等，可导致说话延迟，同时也存在其他相应的异常表现。

（3）心理问题。由于孩子刚开始说话，常因口齿不清引起成人笑话，造成了孩子惧怕说话的心理。

（4）个性的问题。有的幼儿内向不爱说话，喜欢安静，不愿意表达自己的意愿和想法。

（5）教育的问题。父母对幼儿要求过严，经常指责和限制孩子；父母忙于自己的事或少言寡语，与孩子交流少或缺乏交流，使孩子生下来就生活在寂静的环境中，从而延迟了说话时间；家庭环境不和睦或者许多事情由父母包办代替，使孩子的交往能力得不到锻炼。

2. 应对建议

父母是孩子的第一任老师。家长平时应多创造孩子与他人交往的机会，鼓励孩子多交结朋友，多参加集体活动。在幼儿园，家长和教师共同关注、互相交流孩子的点滴变化，及时鼓励孩子的进步。多带孩子参加各种聚会，参观各种展览，利用各种机会接触更多的人和事，鼓励他单独和不同年龄的孩子玩，多让他自己处理人际关系，逐步产生自信。家长、教师主动与孩子谈话、多倾听孩子的心声。家庭、幼儿园的事情多请孩子参与表达意见。

（二）幼儿不爱睡觉怎么办

1. 问题分析

孩子不爱睡觉分两种情况，一是在幼儿园中午不睡，二是晚上在家睡得很晚，第二天早晨不爱起床。在幼儿园中午不睡一般是因为孩子在家睡得晚，第二天早晨醒得晚不困，还有的是在家没有养成中午睡觉的习惯，也有的是孩子午睡的时间与幼儿园的不符。

2. 应对建议

（1）要让孩子中午睡好，首先家长要培养孩子晚上按时入睡、早晨按时起床的习惯。如果家庭午睡的时间与幼儿园有差异，请家长让孩子逐渐按幼儿园的作息时间午睡。另外，在幼儿园午睡时，教师可让幼儿小便后躺在床上，然后轻声和他说话、抚摸他的背等，再告诉他别的小朋友都在睡觉，这是睡觉而不是玩的时间，孩子就会逐渐安静下来，最后选择安然入睡。老师和家长要注意每天让孩子按时作息，定时上床，不能随意破坏这一规律，当幼儿的睡眠习惯逐渐好转时，仍要继续巩固一段时间。

（2）要想孩子晚上睡得好，必须合理安排他们白天的活动。白天玩得高兴、累了，到晚上他们自然会睡得香甜。如果一再相哄，依然不肯入睡时，家长千万不要急躁，首先要保证孩子不下床，可以用图片、故事书或玩具等吸引他留在床上。如果孩子执意要下床，也应尽量使他待在自己的房间里玩，再轻声细语哄他上床。若他硬要走出房门，家长可以先关掉房外的灯，自己留在房间里，当他走几步，发现外面黑乎乎的，一个人也没有，自然会走回来求助。孩子都很聪明，当看到这样的环境，会选择和家长留在房间里。此时，你可轻声和他说话、抚摸他的背、为他轻捏脚底和脚趾等，再告诉他这是睡觉而不是玩的时间，他就会逐渐安静下来，最后选择入睡。家长每天要让幼儿按时作息，定时上床，不要随意破坏这一规律；睡前不要看电视，不讲过于刺激的故事，不可玩得过于兴奋；注意室内空气流通；床不要太软，被褥不要过厚，不要强迫限定宝宝的睡姿。另外，睡前别吃太饱，可以给孩子补充点热牛奶，有助睡眠（喝奶后注意口腔卫生）。

（三）感觉统合失调

1. 问题分析

感觉统合失调是指外部的感觉刺激信号无法在儿童的大脑神经系统进行有效的组合，而使机体不能和谐地运作。幼儿在学习与生活中患感觉统合失调症，将会在不同程度上削弱人的认知能力与适应能力，从而影响社会化进程。人的感觉统合系统分为视觉统合系统、听觉统合系统、触觉统合系统、平衡统合系统与本体统合系统等。不同系统失调其表现也不同。

视觉统合失调：在阅读时，常会出现读书跳行、翻书页码不对等出现视觉上的错误，从而造成学习障碍。

听觉统合失调：多表现为经常忘记老师口头布置的事情或要带什么学习用具，他们上课时总是东张西望，记忆力差。久而久之，孩子会在心理上怀疑自己的能力，甚至厌学。

触觉统合失调：往往对别人的触摸十分敏感，心理上总有担心害怕、易受惊的感觉。其表现为好动、不安、怕理发、怕打针。这样的孩子被家长带到医院请心理医生诊断，总以为孩子得了"多动症"。触觉统合失调的孩子由于心理上总处于一定程度的紊乱状态，常使学习与生活质量下降。

平衡统合失调：会让孩子在学习与生活中常常观测不准距离，经常到处碰撞而受伤。做事时协调能力较差，甚至会在不知不觉中将左右鞋穿反。由于距离观测不准，孩子无法正确处理事情，会让孩子对事物的兴趣逐渐减少。一个孩子平衡统合失调，往往会严重影响学习与认知热情。

本体统合失调：多数表现为不会跳绳，跑步时动作不协调、不准确；在上音乐课时，常常发音不准，甚至与人交谈、上课发言时口吃等。

感觉统合失调的孩子，其感觉失调一般几种同时存在，相互影响，比较复杂。生活中感觉统合失调的主要表现为好动不安，注意力不集中，做事不专心。他们很难与别人分享玩具和食物，不能考虑别人的需要。有些孩子还可能出现语言发展迟缓，说话晚，语言表达困难，无法流利地阅读；写字时偏旁部首颠倒，学了就忘，不会计算，常抄错题，对别人的话听而不见，丢三落四，经常忘记老师说的话等。有的孩子动作协调不良，平衡能力差，容易摔倒，不能像其他孩子那样会滚翻、系鞋带、骑车、跳绳和拍球，手脚笨拙。有的过分敏感：表现为紧张、孤僻、不合群、爱惹别人、偏食或暴饮暴食、脾气暴躁、害怕陌生的环境、吃手、咬指甲、爱哭、爱玩弄生殖器等。这些问题无疑会造成幼儿学习和交往的障碍，因为这样的幼儿尽管有正常或超常的智商，但由于大脑无法正常有效地工作，因而直接影响了幼儿学习和运动的完成。这些问题有的孩子幼年时也许不会表现出来，但到了学龄期，就会在学习能力和性格上表现出这样那样的障碍。

造成儿童感觉统合失调的原因很复杂，主要与孕育过程中的问题和出生后的抚育方式有关。如先兆流产、怀孕时用药或情绪处于应激状态、早产、剖腹产等。出生后家长摇抱少，尤其是没让孩子经过爬就会走路，孩子静坐多，活动少，过分限制孩子的活动范围等。

2. 幼儿感觉统合训练建议

幼儿感觉统合训练首先应由心理专家测查和诊断孩子的感觉统合失调程度和智力发展水平，然后制定训练课程，通过一些特殊研制的器具，以游戏的形式让孩子参与，一般经过 1～3 个月的训练，就可以取得明显的效果，孩子的逻辑推理能力、理解能力、记忆能力、动作协调能力、人际关系、饮食和睡眠、情绪等方面均有令人满意的提高和改善。游戏方法如下：

（1）走平衡木：用两块大约长 2 米、宽 15 厘米的长条木板对接在一起，中间和两头垫高垫平，让孩子在木板上走。作用：训练孩子的前庭平衡感觉和本体感。平衡木的高度和长度可根据孩子表现情况逐渐增加，从而有效改善孩子视觉判断不良、胆小的状况。

（2）拾豆子：家长和孩子一人蹲坐在一只柔软且有弹性的皮球上，地上撒满玉米豆，争抢着看谁捡的最多。作用：锻炼孩子在柔软物体上的平衡感和本体感。

（3）豆子摆图形：准备两个盒子，一个里面是芸豆（白豆），一个里面是玉米（金豆）。让孩子用它们间隔着摆出各种几何图形，可以一颗白豆一粒玉米相间，也可以一颗白豆三粒玉米相间，每次都不同。作用：锻炼孩子的"手—眼"协调和"身—脑"协调的能力。

（4）玩滑板：准备一个滑板，事先和孩子商量好滑行距离，让孩子俯卧在滑板上，用整个身体操作滑板进行运动。作用：孩子在滑板上运动，身体内的感觉组织也会随着运动而改变，使神经系统做更有目的的活动，达到锻炼动作协调能力的目的。

（5）够奖品：事先用纸把礼物裹几层，放在一个孩子稍微跳一跳就可以拿到的地方。作用：调整固有平衡、前庭平衡感觉神经体系，强化触觉神经、关节信息，促进左右脑健全发展。

（四）想如厕不敢说怎么办

1. 问题分析

很多幼儿在刚上幼儿园的时候，常常遇到的第一个问题就是畏惧上厕所，尤其是比较内向的更为突出。他们想大小便的时候不敢告诉老师。结果，不是尿湿了裤子，就是拉在了裤子里，有时还会受到小朋友的讥笑甚至老师的批评，往往会给他们心理上带来较大的压力。因此有的幼儿在幼儿园不敢喝水，甚至不想再上幼儿园，还有的可能会因此产生自卑感，从而影响幼儿的心理健康。

2. 应对建议

出现这种情况，需要幼儿、家长和幼儿园三方面共同努力解决问题。

（1）首先请家长在家里做好充分的如厕教育指导工作，可以做模拟游戏，由家长扮演老师，训练幼儿大小便时如何跟老师说。家长要告知，大小便是很正当的要求，不是一件羞耻的事情，应该大胆地告诉老师，老师不会因此而责怪幼儿。对于比较内向的幼儿，刚上幼儿园时，家长要将幼儿的如厕特征预先告知老师，让老师多关注他的需求。另外，家长最好在第一天送孩子去幼儿园时，亲自带他们到幼儿园的厕所里看一看，告诉孩子这里和家里的卫生间有什么不同，该如何使用。甚至可以让孩子试着先用一用，帮助他们消除陌生感。

（2）保教人员在幼儿还不适应幼儿园生活的时候，多给他们一些关心和指导。并事先和家长沟通及时了解幼儿的情况，最好第一天入园就开始培养幼儿如厕。

（3）家长一定要注意给幼儿穿松紧带的裤子，而且不能过紧，便于幼儿自己穿脱。

（4）保教人员要经常提醒幼儿如厕，因为他们经常会玩得忘了大小便，直到憋不住时才想起去厕所，很容易使他们出现尿裤子的现象。

（5）对于排便较为规律的幼儿，家长也可以每天在送孩子去幼儿园之前，要求他们先排大便，这样至少可以免去在幼儿园大便的麻烦和担心。

（6）请家长预先给幼儿带好在幼儿园更替的衣服，一旦出现尿裤子便于更换衣服。

（7）如果幼儿尿裤子了保教人员一定要及时给他们更换，同时注意态度要和蔼。

（8）如果幼儿已经有了在幼儿园尿裤子等类似经历时，家长、老师一定要设法消除这件事在孩子心理上造成的不良影响，要告诉他尿裤子没有什么关系，很多人小时候都有过这样尴尬的经历。让孩子知道如何面对，以后知道该怎么做就可以了。

（五）幼儿过于胆小敏感怎么办

1. 问题分析

有些幼儿胆小怕事、沉默寡言，不愿和大家一起玩，没有同龄孩子那种爱动、贪玩、好奇的特点。他们腼腆，说话声音小，主动要求少，不敢一人独处，受了欺负不敢回应，常用"不会、不敢、害怕"等推诿搪塞参加活动。

孩子过于胆怯、敏感主要是受环境和教育的影响，跟家长教育关系很大。比如，限制过多，惩罚过多，孩子渐渐会缩手缩脚，每次行为都要过多地考虑后果，从而产生了胆怯的反射机制；孩子做事，家长过多干涉，事事包办替代，使得孩子丧失锻炼的机会，过多过细地考虑因果联系，就出现对不该反应的事做出了反应的敏感反射机制；凡事都反应过度，增强了反射的频率、速率、强度，扩大了范围，会在人的基本心理上固化下来，使孩子形成过敏、怯懦之质。对于这样的孩子，不能着急，可以放手多让孩子接触环境，接触不同的人，多鼓励和支持他自己去做事，而不要责备和替代他去做。

2. 应对建议

（1）允许观望：当幼儿胆小、害羞不愿参加活动时，不要强迫他，要允许他在一旁观看。当发现他在观望时出现了羡慕的神情时，可鼓励他一起参加，逐渐参与到活动中，促进自信心的建立。

（2）做知心朋友：平时多沟通，用说"悄悄话"的方式，了解幼儿的真实想法，并与他一起寻求解决的方法，消除他的畏惧心理。

（3）要求适度：做任何事情，对孩子的要求不要过高，否则幼儿很难达到要求，会造成他的心理压力，加深自卑感。

（4）创造表现机会：多带他到各种场合去参观游玩，把他介绍给亲戚朋友，让他与人多接触交往。在家中来客人时，鼓励他主动招待客人，但要注意不能强迫他，让他慢慢适应，逐步与陌生人接触。

（5）从兴趣出发：多以幼儿的兴趣为出发点，为他创造表现的机会，让他敢于表现自我。如幼儿喜欢汽车，可让他和大家一起玩。

（6）多鼓励：当幼儿有一点进步时，要及时表扬鼓励，让孩子知道正确的做法，坚定自信，逐步克服胆小的毛病。

（六）单亲家庭问题

1. 问题分析

社会的变迁使离婚率上升，出现大批单亲家庭。家庭是子女最早的教育场所，子女在父母的抚养下成长，并接受教诲，了解遵守社会规范和行为守则。爱抚之中的保护机能是母爱，理智上的管教机能就是父爱。家庭中的教育功能是由父母双方承担的，如果缺少一方，就会表现出家庭教育功能的欠缺。单亲家庭教育功能弱化的一个普遍现象，是单亲家庭处于一种无暇顾及的无奈之中，他（她）们往往一人承担抚育子女的责任与义务，既当爹又当妈，既要承担起沉重的家务，又有繁忙的职业责任，常是力不从心，对其子女的关心和教育不够。单亲家庭对子女教育的偏差体现为：

（1）情感暗示过多：很多单亲家庭的家长总把孩子成长过程中出现的矛盾和问

题归咎于家庭的不完整，向孩子传递单亲家庭不正常的信息，使孩子也认为自己不正常。比如，一些家长经常说"孩子缺少父爱（或者母爱）很可怜"一类的话，使孩子的心灵蒙上阴影。

（2）一味排斥对方：在很多单亲家庭，带着孩子的一方不愿意让对方与孩子接触，有的甚至搬迁到对方找不到的地方，让孩子看不到父亲或母亲。有的有意识地把对方贬得一无是处，向孩子灌输敌对情绪，如"你爸不要你了，你长大不要理他"之类的话，孩子听得多了就会在心理上对另一方形成排斥，这是许多单亲家庭孩子性格偏离正常轨道的一个重要原因。

（3）过分溺爱孩子：溺爱是很多家庭的通病，单亲家长表现往往更明显。他们总觉得夫妻离异了，很对不起孩子，因此，孩子有任何要求，无论精神上的还是物质上的，都无条件满足。孩子总能得到满足，他的抗挫折能力就无法得到锻炼，就容易形成孤僻、自傲、任性、自私等性格特点。

2. 应对建议

（1）明智的父母应该就离异向孩子作出他能理解的解释，帮助孩子应付这种场面，正确对待各种询问。在孩子基本懂事之后，也不要回避自己的婚姻问题，应尽量客观地向他解释妈妈和爸爸为什么离婚。并让他认识到人结了婚也会发生矛盾，有时矛盾解决不了，如果妈妈和爸爸还继续生活在一起，大家就会很痛苦，所以只好分手。单身父亲或母亲本人愈是平静，愈是自信，孩子的反应也愈正常。但是，对幼小的孩子，还是尽量不要让他们参与成人和离婚有关的谈话。

（2）特别提醒的是，通常情况下爸爸在孩子心目中的形象是高大的，即使不在一起生活也一样。所以，单亲妈妈不能在孩子面前诋毁爸爸的形象，更不能充满仇恨。即使爸爸的确很差，也最好给孩子一个更容易接受的解释，不能因为一个糟糕的爸爸使孩子产生自卑心理。同时，不要断绝孩子与爸爸的交往，让他多接受来自爸爸的男性性别教育。即使因种种原因爸爸不能同孩子见面，单亲妈妈也要为他创造与男性家庭成员接触的机会，如让叔叔、舅舅等陪孩子做游戏、看电视聊天，在潜移默化中使他向另外一种性别的成人学习。正确的方法是：让孩子把父亲看成是普通人，客观评价他的优缺点。当然，对母亲来说这是非常困难的，这需要有很高的自身修养，善于控制自己的情绪和心中的痛苦。但只有这样做，才能建立正确教育孩子的情感基础，使孩子承认母亲的威信。

（3）在教育过程时，单亲家长同样要注意幼儿的素质教育和品德培养。不要因为"可怜"他而放弃严格要求，单身家长由于对孩子过度的溺爱和保护，往往忽视了对自己的装扮和正常生活安排，这容易给孩子树立消极颓废的形象，带来一定的负面影响。所以，单亲家长不但要保持良好的自我形象，还要让他知道，虽然妈妈和爸爸彼此不再相爱，但妈妈和爸爸对宝宝的爱是不会改变的。从而让孩子对生活充满信心和爱心，形成坚强、良好的性格。单亲家长尤其是妈妈抚养孩子，需要比双亲家庭的妈妈付出更多，承担更多的责任。但是，只要让孩子感受到单亲家庭也同样充满爱意和关怀，那他照样可以生活得很快乐。

（七）幼儿其他特殊行为问题

1. 爱打人怎么办

（1）问题分析

有的幼儿和其他小朋友在一起时，总爱打人，原因之一是幼小的孩子，还没有建立完整的是非观念，他还不会与别的孩子交往，又不会用语言来表达自己的需要，所以他就会用打人的方式来引起别人的注意。其次是来自于对大人的模仿，如果家庭中有暴力行为，或者父母经常打孩子，他就会模仿用这种方式处理和小朋友之间的矛盾。还存在一种情况，即这个年龄的孩子打人，不会考虑到这样做会伤害别人，因为他们根本不知道考虑别人的感受，这也是孩子的好奇心强喜欢探索所致。他打人不是想要得到什么，而是想试探一下打人会引起什么后果。常有这样的情形，孩子打了同伴，而看到同伴哭得伤心，便受到感染也跟着大哭。

（2）应对建议

不管是什么原因造成的孩子爱打人，都要注意及时纠正。可以试试以下方法。

①家长千万不要打孩子，不要给他树立攻击性行为（打）的"榜样"。也不要让他看有暴力行为的电影或电视，以免幼儿他模仿。

②打了人，要他承认不对（当然两岁幼儿对于打人是不对的还不十分清楚，但要让他慢慢有此意识），对被打的孩子，表示"歉意"（拉拉手，拍拍背），让他改正打人行为。

③严厉地（不是恐吓）对他说打人不好，打人的孩子谁都不喜欢，改掉了这个毛病，大家才会跟他做朋友。

④如果有一段时间，在同样的情景下没有发生打人现象，要大大地表扬幼儿，让他对于好行为和不好的行为能有所区分。

⑤家人与他一块儿和小朋友玩，如果他打人了，要让被打的小朋友把打的地方给他看，现场教育会使他印象更深刻，不要因为他打了人，就不让他和小朋友玩了，这样，他就没有机会学习如何与别人相处了。

⑥用故事教育，有时讲些打人的孩子别人不喜欢，改正了这种毛病的孩子大家都喜欢的小故事，间接影响幼儿。

总之，纠正幼儿爱打人的行为，父母首先要从自身做起，对于家庭内的矛盾要以和平的方式解决。对孩子打人，一定要及时严厉制止，并态度坚决地告诉他"不许打人"，让他在脑海中记住打人是不对的。千万不要以暴制暴，再打孩子，这样反而会强化他的打人意识。最后，平时还要多给幼儿讲道理，做正确的引导，多让他帮助小朋友，使他们之间形成友好的关系。

2. 幼儿总被别人欺负怎么办

（1）问题分析

随着年龄的增长，幼儿与同伴交往的机会越来越多，个性好强与娇弱的孩子之间就会出现交往中必然出现的问题：争执甚至是挨打，这种现象在幼儿园中是比较常见的，但又不可能完全杜绝。对此绝不能认为只是小孩子间的打闹而听之任之，应及时解决。因为幼儿的生活环境和人际关系，对他今后待人接物的方式和个性有很大影响。经常被欺负的这种懦弱性格缺陷，对他的身心健康有深远影响，可能不能与其他孩子竞争，可能比其他人脆弱、缺乏自信，从而更成为被欺负的对象。长大之后，在事业上和社会适应方面都有较大的困难。

面对这种情况，家长和教师要及时观察和判断孩子是否受到欺负，应当注意一些潜在的征兆：

①身体征兆：

第一，伤痕与淤紫，幼儿通常容易被划伤、擦伤或碰得淤紫，但如果幼儿身上的伤多于正常发生的数量，就要探究一下原因。想让幼儿承认自己受到欺负可能是一件十分难堪的事，但受到身体侵犯是不可容忍的，一定需要弄清楚缘由。

第二，撕坏的衣物，有些幼儿喜欢把自己喜欢的衬衫撕破或在裤子的膝盖上扯个口子表现新潮。但如果这种现象多于正常追赶时髦的状况，那么就有可能是幼儿正受到身体侵犯的一种迹象。

第三，头疼、肚子疼，经常抱怨头疼或肚子疼也是孩子可能受到欺负的一种迹象，尤其是发生在幼儿就要上幼儿园之前。这两种症状都有可能是孩子为逃避上幼儿园而寻找的借口，但有时这种生理上的逃避反应，也可能完全是真实的。吃饭没胃口也是受欺负的征兆之一，因为担心受欺负的思想压力会导致幼儿出现真正的生理疾病。

②社会性征兆：不愿意上幼儿园，这是幼儿可能正受到欺负的一种重要征兆。幼儿往往试图呆在家中，以躲避欺负。受欺负的孩子也可能会因此变得非常易怒，而这种易怒的负面情绪很容易撒在身边的亲人身上。如果孩子总是处于一种愠怒、沮丧、侵犯的情绪之中，这就是一种受到欺负的迹象。

（2）应对建议

①把情况告知幼儿园。家长有必要把发生的事情告诉孩子的老师，可以先问问孩子是愿意自己说，还是由家长去说。

②保持冷静和理智，发现孩子受到欺负会让家长非常生气，有时甚至变得不理智。但冷静地处理问题才是上策。

③让孩子参加自卫训练。这并不是让孩子对侵犯者实施身体上的报复，但让孩子有自我保护的能力总是好的。这些训练还可以大大提高孩子的尊严和自信，可大减少他成为受欺负者的可能性。

④多给孩子鼓励和肯定，帮孩子建立自信。当孩子有了足够自信，他才有能量和胆量作自我保护。千万不要当着孩子的面指责他"懦弱"，这会打击孩子的自尊，形成错误的自我认识。

⑤为孩子结交朋友提供帮助。比如，在家里替孩子举办小型的生日派对，让孩子表现出强势的一面，增强孩子自信，帮助孩子建立正常的朋友关系。

⑥传授孩子一定的社交技巧。告诉幼儿一些人际交往方法，如"想和别人交朋友就要学会分享好东西"等。

（八）入学准备问题

1. 问题分析

幼儿从幼儿园到入小学，是人生的道路上极为重要的第一个转折点。入小学后，由于生活上、习惯上的骤变以及学习压力的加重，许多孩子会出现疲劳、消瘦、害怕学习的现象，因此做好孩子入学前的准备工作非常重要。

2. 应对建议

（1）首先从心理准备入手。刚进入小学一年级，学习和社会交往方面如果适应不良，常会在心理上产生紧张情绪，当紧张情绪不能及时消除时，孩子就会产生退缩行为，甚至逃学。所以，要在孩子心理方面提供帮助，可以安排幼儿玩老师与学生的游戏，让孩子在扮演老师的过程中体验学校气氛，消除紧张情绪。在进入小学前，也可有意识地给孩子准备些"作业"。比如，学写数字、做算术题等，使其在心理上有一些过渡。

（2）培养良好的学习习惯。平时提醒幼儿养成先写作业再玩的良好习惯。其次培养幼儿善于观察、勤于思维的良好习惯，引导幼儿按照一定顺序，或方位顺序或时间顺序观察，多提几个为什么，激发孩子的学习积极性。

（3）情感上的准备。入学前带孩子去小学看看，熟悉学校的的校园环境，包括教室、厕所，了解操场上运动器械的使用，激发他们想上小学的愿望。注意一定不能用入小学后的守规矩、做作业恐吓孩子。

（4）加强孩子独立生活能力和劳动习惯的培养。小学生课间和课余时间由自己支配，生活需要自理，这就要求他们有较强的独立生活能力。所以，孩子在大班时要特别注意培养时间观念，增强独立意识，让他学会自理、自立。让他学会整理自己的东西，带孩子一起准备学习用具，如书包、铅笔盒、本子等，并训练孩子使用和保管这些学习用品。要求孩子做事有始有终，该让孩子做的事情尽量让其独立完成，切忌包办。

（5）培养孩子良好的仪态仪表，学会彬彬有礼、落落大方，对别人提出的问题不要躲闪，大方应答。

第四章

卫生保健常用表单

一、膳食营养分析表

（一）平均每人进食量

年　月

食物类别	细粮	杂粮	糕点	干豆类	豆制品	蔬菜总量	绿橙蔬菜	水果	乳类	蛋类	肉类	肝	鱼	糖	食油
数量（克）															

（二）营养素摄入量

	热量（千卡）（千焦）	蛋白质（克）	脂肪（克）	视黄醇当量（微克）	维生素 A（微克）	胡萝卜素（微克）	维生素 B_1（毫克）	维生素 B_2（毫克）	维生素 C（毫克）	钙（毫克）	锌（毫克）	铁（毫克）
平均每人每日												
DRIs												
比较 %												

（三）热量来源分布

		脂肪		蛋白质	
		要求	现状	要求	现状
摄入量	（千卡）				
	（千焦）				

（四）蛋白质来源

		优质蛋白质	
	要求	动物性食物	豆类
摄入量（克）			

（五）膳食费使用：当月膳食费：/人

本月总收入：	元
本月支出：	元
盈亏：	元
占总收入：	％

二、3～6岁幼儿身高标准体重（男）

身高段	体重（千克）				
（厘米）	1分	3分	5分	3分	1分
76.0～76.9	<8.6	8.6～9.3	9，4～11.7	11.8～12.4	>12.4
77.0～77.9	<8.7	8.7～9.5	9.6～11.8	11.9～12.5	>12.5
78.0～78.9	<8.9	8.9～9，7	9.8～11.9	12.0～12.6	>12.6

三、3岁幼儿体质测定单项指标评分表

测试指标	1分	2分	3分	4分	5分
			男		
身高（厘米）	<91.2	91.2～95.4	95.5～99.3	99.4～104.1	>104.1
10米折返跑（秒）	15.8～12.9	12.8～10.3	10.2～9.1	9.0～8.0	<8.0
立定跳远（厘米）	21～29	30～42	43～58	59～76	>76
网球掷远（米）	1.5	2.0～2.5	3.0～3.5	4.0～4.5	>5.5
双脚连续跳（秒）	25.0～19.7	19.6～13.1	13.0～9.2	9.1～6.6	<6.6
坐位体前屈（厘米）	2.9～4.8	4.9～8.5	8.6～11.6	11.7～14.9	>14.9
走平衡木（秒）	48.5～30.1	30.0～16.9	16.8～10.6	10.5～6.6	<6.6
			女		
身高（厘米）	<90.0	90.0～94.6	94.7～98.0	98.1～103.0	>103.0
10米折返跑（秒）	16.8～13.5	13.4～10.6	10.5～9.4	9.3～8.2	<8.2
立定跳远（厘米）	21～28	29～39	40～54	55～71	>71
网球掷远（米）	1.0	1.5～2.0	2.5～3.0	3.5～5.0	>5.0
双脚连续跳（秒）	25.9～20.1	20.0～13.5	13.4～9.8	9.7～7.1	<7.1
坐位体前屈（厘米）	3.2～6.2	6.3～9.9	10.0～12.9	13.0～15.9	>15.9
走平衡木（秒）1.0	49.8～32.5	32.4～17.4	17.3～10.8	10.7～6.9	<6.9

四、幼儿体质测定综合评级标准

等　级	得　分
一级（优秀）	>31分
二级（良好）	28～31分
三级（合格）	20～27分
四级（不合格）	<20分

五、幼儿入园（所）健康检查表

姓　名		性别		年龄		出生日期		年　月　日	
既往病史	1. 先天性心脏病　　2. 癫痫　　3. 高热惊厥　　4. 哮喘　　5. 其他								
过敏史						幼儿家长确认签名			
体格检查	体重	kg	评价		身长（高）	cm	评价		皮肤
	眼	左	视力	左	耳	左	口腔	牙齿数	
		右		右		右		龋齿数	
	头颅		胸廓		脊柱四肢		咽部		
	心肺		肝脾		外生殖器		其他		
辅助检查	血红蛋白（Hb）			丙氨酸氨基转移酶（ALT）					
	其他								
检查结果				医生意见					

医生签名：　　　　　　　检查单位：

体检日期：　　　年　月　日　　　　　　　　　（检查单位盖章）

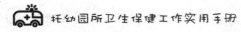

1. 基本情况：

既往病史：在对应的疾病上划"√"，"其他"栏中填写未注明的疾病；

过敏史：注明过敏的药物或食物；

家长签字：幼儿相关既往史和过敏史需经家长确认后，由家长签字。

2. 体格检查：

体重、身长（高）：填写检查时实测的数值，评价按离差法（上、中、下）或百分位数法（<P3，P3～P97，>P97）填写；

皮肤：未见异常填写（－），发现异常填写相应体征；

眼：按左右眼填写，未见异常填写（－），发现眼外观异常，填写阳性体征；

视力：3岁以上幼儿应测查视力，填写实测数值，未进行视力检查应注明"未测"，测查不合作者填写"不合作"；

耳：按左右耳填写，未见异常填写（－），发现外耳异常填写阳性体征；

口腔：填写牙数，按牙式填写龋齿位置；

咽部：咽部检查未见异常填写（－），发现异常填写阳性体征；

头颅、胸廓、脊柱四肢：相关项目中未见异常填写（－），发现异常填写阳性体征；

心肺：听诊未见异常填写（－），异常注明阳性体征；

肝脾：填写触诊情况，未见异常填写（－），异常者按厘米填写肋下肝脾大小；

外生殖器：检查男童，未见异常填写（－），异常者填写疝气、尿道下裂、阴囊等阳性体征；

其他：填写表格上未列入的其他阳性体征。

3. 辅助检查：

血红蛋白（Hb）、丙氨酸氨基转移酶（ALT）：填写实际检测数值，并将化验报告贴附于入园体检表背面。

其他：根据需要，填写相关辅助检查结果，并将化验报告贴附于入园体检表背面。

4. 检查结果：注明检查中发现的疾病或阳性体征，如未见异常填写（－）。

5. 医生意见：根据检查结果，注明"可以入园"、"暂缓入园"。

6. 医生签名：由主检医生签字，并填写日期。

7. 检查单位：加盖检查单位体检专用章。

六、托幼机构工作人员健康检查表

姓名		性别		年龄		婚否		编号		
单位				岗位				民族		照　片
既往史	1. 肝炎（甲肝、戊肝等消化道传染病）　2. 结核　3. 皮肤病 4. 性传播性疾病　5. 精神病　6. 其他 　　　　　　　　　　　受检者确认签字：＿＿＿									
身份证号										
体格 检查	血压			心肺				肝脾		
	皮肤			五官				其他		
化验 检查	丙氨酸氨基转移酶 （ALT）				滴虫					
	淋球菌				梅毒螺旋体					
	外阴阴道假丝酵母菌 （念珠菌）				其他					
胸片检查										
其他检查										
检查 结果				医生 意见						

医生签名：　　　　　　　　　检查单位：

体检日期：　　　年　月　日　　　　　　　　　　　　　　　（检查单位盖章）

备注：1. 滴虫、外阴阴道假丝酵母菌指妇科检查项目。

　　　2. 胸片检查只限于上岗前及上岗后出现呼吸系统疑似症状者。

　　　3. 凡体检合格者，由健康检查单位签发健康合格证。

1. 基本情况：

编号：根据工作需要排序编号；

单位：填写目前所在单位的全称；

岗位：按所在实际岗位填写，如园长、教师、保育员、炊事人员、保健人员等；

身份证号：如实填写受检者身份证号；

照片：受检者本人近期照片贴于右上角。

2. 既往病史：在对应的疾病上划"√"；"其他"栏中填写未注明的疾病；

受检者确认签字：既往史经确认后，由本人签字。

3. 体格检查：

血压：填写检查时实测的数值，单位为 mmHg；

皮肤：未见异常填写（一），发现异常填写相应体征；

五官：未见异常填写（一），发现异常填写相应体征；

心肺：听诊未见异常填写（一），异常注明阳性体征；

肝脾：填写触诊情况，未见异常填写（一），异常者按厘米填写肋下肝脾大小；

其他：填写表格上未列入的其他阳性体征。

4. 辅助检查：

丙氨酸氨基转移酶（ALT）：填写实际检测数值；

滴虫、淋球菌、外阴阴道假丝酵母菌：按照实际检查结果填写"（一）"或"（＋）"；

梅毒螺旋体：填写实际检测数值；

胸片检查：上岗前必须检查，上岗后出现呼吸系统疑似症状时检查，按照检查结果填写"（一）"或"（＋）"；

其他：根据需要填写相关辅助检查结果；

将所有辅助检查报告及复查报告单贴附于工作人员健康检查表背面。

5. 检查结果：注明检查中发现的疾病或阳性体征，如未见异常填写（一）。

6. 医生意见：根据检查结果，符合上岗条件者，填写"合格"及日期；发现问题者及时离岗治疗，复查后符合上岗条件填写"合格"及日期；

7. 医生签名：由主检医生签字，并填写日期；

8. 检查单位：加盖检查单位体检专用章。

七、托幼机构环境和物品预防性消毒方法

消毒对象	物理消毒方法	化学消毒方法	备　　注
空气	开窗通风每日至少 2 次；每次至少 10～15 分钟。		在外界温度适宜、空气质量较好、保障安全性的条件下，应采取持续开窗通风的方式。
	采用紫外线杀菌灯进行照射消毒每日 2 次，每次持续照射时间 60 分钟。		1. 不具备开窗通风空气消毒条件时使用。 2. 应使用移动式紫外线杀菌灯。按照每立方米 1.5 瓦计算紫外线杀菌灯管需要量。 3. 禁止紫外线杀菌灯照射人体体表。 4. 采用反向式紫外线杀菌灯在室内有人环境持续照射消毒时，应使用无臭氧式紫外线杀菌灯。
餐具、炊具水杯	煮沸消毒 15 分钟或蒸汽消毒 10 分钟。		煮沸消毒时，被煮物品应全部浸没在水中；蒸汽消毒时，被蒸物品应疏松放置，水沸后开始计算时间
	餐具消毒柜、消毒碗柜消毒。 按产品说明使用。		1. 使用符合国家标准规定的产品。 2. 保洁柜无消毒作用。不得用保洁柜代替消毒柜进行消毒。
		使用次氯酸钠类消毒剂消毒。 使用浓度为有效氯 250 mg/L、浸泡消毒 5 分钟。	1. 对食具必须先去残渣、清洗后再进行浸泡消毒。 2. 消毒后用生活饮用水将残留消毒剂冲净。
水果		使用次氯酸钠类消毒剂消毒。 使用浓度为有效氯 100～200 mg/L、浸泡消毒 10 分钟。	1. 将水果先清洗、后消毒。 2. 消毒后用生活饮用水将残留消毒剂冲净。

（续）

消毒对象	物理消毒方法	化学消毒方法	备　注
毛巾类织物	用洗涤剂清洗干净后，置阳光直接照射下曝晒干燥。		曝晒时不得相互叠夹。曝晒时间不低于 6 小时。
	煮沸消毒 15 分钟或蒸汽消毒 10 分钟。		煮沸消毒时，被煮物品应全部浸没在水中；蒸汽消毒时，被蒸物品应疏松放置。
		使用次氯酸钠类消毒剂消毒。使用浓度为有效氯 250～400 mg/L、浸泡消毒 20 分钟。	消毒时将织物全部浸没在消毒液中，消毒后用生活饮用水将残留消毒剂冲净。
抹布	煮沸消毒 15 分钟或蒸汽消毒 10 分钟。		煮沸消毒时，抹布应全部浸没在水中；蒸汽消毒时，抹布应疏松放置。
		使用次氯酸钠类消毒剂消毒。使用浓度为有效氯 400 mg/L、浸泡消毒 20 分钟。	消毒时将抹布全部浸没在消毒液中，消毒后可直接控干或晾干存放；或用生活饮用水将残留消毒剂冲净后控干或晾干存放。
餐桌、床围栏、门把手、水龙头等物体表面		使用次氯酸钠类消毒剂消毒。使用浓度为有效氯 100～250 mg/L、消毒 10～30 分钟。	1. 可采用表面擦拭、冲洗消毒方式。 2. 餐桌消毒后要用生活饮用水将残留消毒剂擦净。 3. 家具等物体表面消毒后可用生活饮用水将残留消毒剂去除。
玩具、图书	每两周至少通风晾晒一次。		适用于不能湿式擦拭、清洗的物品。曝晒时不得相互叠夹。曝晒时间不低于 6 小时。
		使用次氯酸钠类消毒剂消毒。使用浓度为有效氯 100～250 mg/L、表面擦拭、浸泡消毒 10～30 分钟。	根据污染情况，每周至少消毒一次。

（续）

消毒对象	物理消毒方法	化学消毒方法	备 注
便盆、坐便器与皮肤接触部位、盛装吐泻物的容器		使用次氯酸钠类消毒剂消毒。使用浓度为有效氯 400～700 mg/L、浸泡或擦拭消毒 30 分钟。	1. 必须先清洗后消毒。 2. 浸泡消毒时将便盆全部浸没在消毒液中。 3. 消毒后用生活饮用水将残留消毒剂冲净后控干或晾干存放。
体温计		使用 75％～80％乙醇溶液、浸泡消毒 3～5 分钟。	使用符合《中华人民共和国药典》规定的乙醇溶液。

备注：

1. 表中有效氯剂量是指使用符合卫生部《次氯酸钠类消毒剂卫生质量技术规范》规定的次氯酸钠类消毒剂。

2. 传染病消毒根据国家法规《中华人民共和国传染病防治法》规定，配合当地疾病预防控制机构实施。

八、 北京市免疫规划疫苗免疫程序（2009 年）

年龄	卡介苗	乙肝疫苗	甲肝疫苗	脊灰疫苗	无细胞百白破疫苗	麻疹疫苗	麻风疫苗	麻腮风疫苗	乙脑减毒活疫苗	流脑疫苗
出生	●	●								
1 月龄		●								
2 月龄				●						
3 月龄				●	●					
4 月龄				●	●					
5 月龄					●					
6 月龄		●								●
8 月龄							●			
9 月龄										●
1 岁									●	
18 月龄			●		●			●		
2 岁			●						●	
3 岁									● (A+C)	
4 岁				●						
6 岁					● (白破)			●		

九、卫生保健资料登记常用表

（一）晨午检及全日观察健康问题记录表

日期	姓名	班级	晨检情况 家长主诉与检查	全日健康观察 （症状与体检）	处理	检查者

备注：

1. 此记录供园所保教人员使用，为保教人员对幼儿日常疾病处理的记录。

2. 记录内容：晨午检和全日健康观察中发现的幼儿健康问题。

（二）在园幼儿带药服药记录表

日期	班级	姓名	药物名称	服用剂量和时间	家长签字	喂药时间及签字

（三）幼儿出勤登记表

班级：　　　　　　　　　　　　　　　　　　　　　　　年　　月

姓名	日期							备注
	1	2	3	4	5	……	31	

备注：

1. 此表由班级老师填写。

2. 按下列符号填写出勤：

①"√"代表出勤"×"代表病假"—"代表事假

②缺勤幼儿先划"○"，待三天内查明原因后在圆圈内补全相应的符号。

（四）缺勤幼儿家长联系登记表

日期	儿童姓名	班级	家长姓名	联系内容

（五）幼儿传染病登记表

姓名	性别	年龄	发病日期	传染病名称										诊断单位	诊断日期	处置
				手足口	水痘	流行性腮腺炎	猩红热	急性出血性结膜炎	菌痢	麻疹	风疹	传染性肝炎	其他			
合计																

备注：

患某种传染病在该栏内划"√"。

（六）幼儿营养性疾病及常见疾病登记表

班级	姓名	疾病名称	确诊日期	干预与治疗	转归

备注：

登记范围包括营养不良、贫血、单纯性肥胖、先心病、哮喘、癫痫、听力障碍等。

（七）班级卫生消毒检查记录表

日期	班级	消毒物体								
		开窗通风	门把手	厕所	图书晾晒	被褥晾晒	水龙头	玩具	午点盘	餐桌	—

备注：

以"√"的方式完成此表。

（八）培训及健康教育记录表

日　期	地　点	内　容	形　式	对　象

备注：

填写园内各项健康教育活动的主要内容。

（九）膳食委员会会议记录表

时间：

出席会议人员：

主持人：

会议议题：

会议记录：

注：

1. 由负责召开伙委会会议人员记录。

2. 会议议题：简单注明主要讨论及需解决的问题。

会议记录：记录围绕会议议题讨论的主要内容。

（十）幼儿伤害事故登记表

年　　月　　日

姓名		性别		年龄		班级	
发生的地点：				发生时的活动：			
损伤的部位：				损伤恢复时间：			
转归：				当班责任人：			
简述伤害事故发生经过：（对损伤过程作综合描述）							
医疗处理：医院的最后诊断和治疗意见。							
分析：（事故性质）							
园领导意见：							

注：

1. 登记范围：在园内发生的伤害事故包括——各种中毒、溺水、触电、异物、烧伤、烫伤、其他外伤［切割伤与裂伤（缝合者）、骨折、脱臼、脑震荡、血肿］、窒息、死亡、走失、失明等。

2. 转归：按痊愈、好转、后遗症、死亡分别填写。

十、卫生保健资料登记统计表

（一）幼儿考勤统计分析表

托幼机构名称：＿＿＿＿＿＿＿＿＿＿

年份	月份	在册幼儿数(1)	应出勤日数(2)	出勤情况			缺勤原因分析					
				应出勤人次数(3)	实际出勤人次数(4)	出勤率(%)(5)	缺勤人次数(6)	因病	因事	寒暑假	长期占床	其他
	9											
	10											
	11											
	12											
	1											
	2											
	3											
	4											
	5											
	6											
	7											
	8											

注：

1. 出勤率（5）＝（4）× 100%/（3）；缺勤人次数（6）＝（3）－（4）。

2. 各项百分率要求保留小数点后 1 位。

（二）学年（上、下）幼儿健康检查统计分析表

托幼机构名称：_____

年龄组	在册人数	管理人数	体检人数	体检率（%）	体格评价（人数）				血红蛋白			视力		听力		龋齿	
					低体重	生长迟缓	消瘦	肥胖	检测人数	轻度贫血人数	中重度贫血人数	检查人数	视力不良人数	检查人数	听力异常人数	检查人数	患龋人数
0岁～																	
1岁～																	
2岁～																	
3岁～																	
4岁～																	
5岁～																	
6～7岁																	
总计																	

注：

管理人数：指在本园所内进行定期查体的幼儿数。

（三）传染病发病统计表

托幼机构名称：_____

年份	月份	在册幼儿数	传染病发病数	各类传染病发病人数									
				手足口	水痘	流行性腮腺炎	猩红热	急性出血性结膜炎	菌痢	麻疹	风疹	传染性肝炎	其他
	9												
	10												
	11												
	12												
	1												
	2												
	3												
	4												
	5												
	6												
	7												
	8												
合计													

十一、托幼机构卫生评价申请书

_____妇幼保健机构：

本园（所）拟于　　年　　月开始招生，依据《托儿所幼儿园卫生保健管理办法》的要求，特向您单位申请对我园（所）进行卫生评估。

申请单位地址：

申请单位电话：

　　　　　　　　申请单位（签章）：

　　　　　　　　申请人：

　　　　　　　　申请日期：

十二、托幼机构卫生评价表（100分）

类别	评价内容	分值	评价标准	得分	备注
一、室外环境（15分）	1. 周围环境	2	◇ 周围环境安全、安静（1分） ◇ 远离污染源（垃圾站、变电站、煤气站、加油站、菜市场、卡拉OK厅等）（1分）		
	2. 门卫室	2	◇ 设立门卫室（2分）		
	3. 园内总体布局	1	◇ 园内建筑物、室外活动场地、绿化用地及杂物堆放场地等总体布局合理，有明确功能分区（1分）		
	4. 幼儿户外活动场地	4	◇ 户外活动场地日照充足，地面平整、防滑、排水通畅无积水（2分） ◇ 户外共用游戏场地面积人均不小于2平方米（2分）		
	5. 活动场地与设施安全性	3	◇ 活动器材安全性符合国家相关规定（1分） ◇ 活动设施与幼儿接触的部位无锐角（1分） ◇ 未种植有毒、带刺的植物（1分）		
	6. 建筑物安全性	3	◇ 托幼机构儿童用房应设在3层以下的建筑中，作为游戏场地的平屋顶应有安全防护设施（1分） ◇ 阳台、屋顶平台的护栏距离地面垂直高度不低于1.2米，栏杆间距应小于11厘米，当楼梯井净宽度大于20厘米时，必须采取安全措施（1分） ◇ 平开窗距地面垂直高度1.3米以上（1分）		

（续）

类别	评价内容	分值	评价标准	得分	备注
二、活动室（15分）	1. 室内安全	6	◇ 室内环境的甲醛、苯及苯系物的检测结果符合国家要求（1分） ◇ 电源插座安装高度距离地面垂直高度不低于1.6米（1分） ◇ 墙角、台阶、水池、窗台、门角均无锐角（2分） ◇ 室内应设双扇平开门，其宽度不小于1.20米（1分） ◇ 不设置门坎、弹簧门、推拉门（1分）		
	2. 室内环境	5	◇ 室内空气清新、光线明亮，窗地面积比1∶5（2分） ◇ 所有活动室日照时间不少于3小时（1分） ◇ 有防蚊蝇等有害昆虫的设施（1分） ◇ 有温控设施，并采取相应防护（1分）		
	3. 面积	3	◇ 有幼儿活动室（1分） ◇ 活动室和寝室使用总面积不少于90平方米/班；如果活动室和寝室分设，活动室使用面积不少于54平方米/班（2分）		
	4. 桌椅	1	◇ 幼儿用桌椅符合儿童年龄、身高特点（1分）		
三、寝室（5分）	1. 面积	2	◇ 有幼儿寝室（1分） ◇ 每间寝室面积不小于50平方米（1分）		
	2. 睡床和被褥	3	◇ 幼儿有独自使用的睡床（1分） ◇ 幼儿有独自使用的被褥（2分）		
四、卫生间和盥洗室（25分）	1. 卫生间、盥洗室的设置	7	◇ 有班级独立的卫生间、盥洗室（3分），若两班合用（2分），全园共用（1分） ◇ 卫生间位置合理、安全，方便幼儿使用（1分） ◇ 贯通的卫生间、盥洗室应分间或分隔（1分） ◇ 卫生间、盥洗室应有直接的自然通风（1分） ◇ 地面选择防滑、易清洁的材料（1分）		
	2. 卫生间设施	7	◇ 每班设有幼儿蹲式便器或沟槽4个（或位）（2分） ◇ 每班设有幼儿小便槽4位（1分） ◇ 每个蹲位的平面尺寸为0.80米×0.70米，沟槽式的槽宽为0.16～0.18米）（1分） ◇ 蹲式便器或沟槽应有1.2米高的架空隔板，并加设扶手（1分） ◇ 每班卫生间内有污水池（1分） ◇ 单独设置保教人员卫生间（1分）		
	3. 盥洗室设施		◇ 有流动水洗手装置		必达项目

（续）

类别	评价内容	分值	评价标准	得分	备注
四、卫生间和盥洗室（25分）	3. 盥洗室设施	5	◇ 每班盥洗室内水龙头不少于5个（2分） ◇ 水龙头的间距为0.35～0.4米（1分） ◇ 盥洗池高度、宽度符合要求（上沿离地面的高度为0.50～0.55米，宽度为0.40～0.45米）（1分） ◇ 盥洗室内应设有卫生清扫用具清洗池（1分）		
	4. 水杯与毛巾		◇ 保证幼儿每人一巾一杯		必达项目
		6	◇ 每班有专用的幼儿水杯架、饮水设施、毛巾架（3分） ◇ 水杯架和毛巾架标识清楚，间距合理（2分） ◇ 有毛巾消毒设施（1分）		
五、食堂（20分）	1. 行政许可		◇ 食堂获得《餐饮服务许可证》		必达项目
	2. 房屋与设施	7	◇ 食堂面积每100人设置30平方米用房（2分） ◇ 有独立的食品库房（1分） ◇ 有独立的食品烹制、备餐、洗消等加工操作场所，布局合理（2分） ◇ 有洗荤菜、水产品、果蔬类等食品的专用水池（1分） ◇ 有清洗污物的专用水池（1分）		
	3. 食品放置、留样	2	◇ 食品及加工用具必须生熟标识明确，定位存放（1分） ◇ 配有食物留样专用冰箱，并有专人负责保管，做好登记（1分）		
	4. 餐具消毒	5	◇ 园（所）内应设置区域性的餐饮具、水杯集中清洗消毒间（2分） ◇ 餐饮具、水杯有2～3个专用的清洗池（1分） ◇ 餐具采用热力方法统一消毒（2分），采用化学消毒（1分）		
	5. 生活饮用水	1	◇ 生活饮用水符合国家规定（1分）		
	6. 炊事员人员配备	3	◇ 有体检合格、受过培训的炊事人员（1分） ◇ 炊事人员与儿童配备比例：提供每日三餐一点的托幼机构应达1：50，提供每日一餐二点或二餐一点的1：80（2分）		
	7. 病媒生物的控制	2	◇ 有消除苍蝇的设施和措施（1分） ◇ 有防鼠、灭鼠和消灭蔬菜蟑螂的设施和措施（1分）		
六、保健室设置（10分）	1. 保健室或卫生室		◇ 设立卫生室或保健室		必达项目
	2. 保健室面积与设施	6	◇ 保健室面积不少于12平方米（2分） ◇ 保健室设有幼儿观察床（1分） ◇ 配备桌椅、药品柜、资料柜（1分） ◇ 有流动水或代用流动水的设施（2分）		
	3. 设备	2	◇ 配备儿童体重计（杠杆式）、身高坐高计（卧式身长计）、灯光对数视力箱、体温计等设备（2分）		

（续）

类别	评价内容	分值	评价标准	得分	备注
六、保健室设置（10分）	4. 消毒用品	2	◇ 有消毒剂（1分） ◇ 配备紫外线消毒灯或其他空气消毒装置（1分）		
七、人员及制度（10分）	1. 卫生保健人员的配备		◇ 配备卫生保健人员		必达项目
		8	◇ 按照收托150名幼儿设1名专职卫生保健人员的比例配备（收托150名以下幼儿的可配备兼职卫生保健人员）（4分） ◇ 收托寄宿幼儿的托幼机构配备有执业资格的卫生技术人员（3分） ◇ 上岗前接受培训并考核合格（1分）		
	2. 工作人员健康检查		◇ 托幼机构工作人员上岗前经县级以上卫生行政部门指定的医疗卫生机构进行健康检查，并取得《托幼机构工作人员健康合格证》		必达项目
	3. 建立卫生保健制度	2	◇ 建立十项卫生保健制度（一日生活、膳食管理、体格锻炼、卫生消毒、入园及定期健康检查、传染病管理、常见疾病预防与管理、伤害的预防、健康教育、卫生保健资料管理及信息上报）和传染病、食品安全事故等突发公共卫生事件应急预案（2分）		

备注：

1. 托幼机构总分达到80分及以上，并且"必达项目"全部通过，才可评价为"合格"。

2. 若托幼机构不提供幼儿膳食，则不予评价相应部分。托幼机构分数达到剩余项目总分的80％及以上，并且"必达项目"全部通过，才可评价为"合格"。

3. 如果评价结果为"不合格"，托幼机构应当根据评价报告给予的整改意见和指导，整改后可重新申请卫生评价。

十三、 托幼机构卫生评价报告

_____幼儿园（托儿所）：

根据你园申请，按照《托儿所幼儿园卫生保健工作规范》的卫生评价基本要求，我单位组织专家于　年　月　日对你园招生前的卫生保健状况进行评价。

评价结果：1. 合格　　　2. 不合格

评价意见：

评价单位（签章）：

评价人员：

（此报告一式两份，一份交申请单位，一份由评价单位留存。）

十四、小儿营养不良专案管理卡

姓名： 性别： 出生日期：
班级： 开始管理时间：

检查时间	年龄	既往病史	体格检查					诊断	目前存在主要问题	治疗与处理意见	医生签字
		早产、低出生体重、喂养（饮食）与患病情况	体重	身高	评价						
			(kg)	(cm)	W/A	H/A	W/H				

转归： 痊愈 好转 转医院 未愈

结案日期：

十五、小儿营养性缺铁性贫血（中、重度）专案管理卡

姓名： 性别： 出生日期：
班级： 开始管理时间：

检查日期	年龄	既往病史	体格检查	化验检查 HB g/dl	目前存在主要问题	治疗与处理意见	医生签字
		喂养（饮食）情况患病情况					

转归： 痊愈 好转 转医院 未愈

结案日期：

十六、反复感染幼儿专案管理卡

姓名： 性别： 年龄： 反复感染类型：
班级： 开始管理时间： 呼吸道（ ） 消化道（ ） 其他（ ）

首次确诊时间		管理方案与措施
观察时间	监测结果*	1. 治疗：
		2. 护理：
		3. 体育锻炼：
		4. 其它：

转归： 痊愈 好转 转医院 未愈

结案日期：

＊说明：监测结果应描述患儿在观察时间内接受管理方案实施后的身体状况。

十七、肥胖幼儿专案管理卡

姓名：_____ 性别：_____ 干预方案：

班级：_____ 出生年月：_____

父亲身高：_____ 体重：_____

母亲身高：_____ 体重：_____

家庭其它肥胖成员：_____

肥胖监测

首次检查结果：体重_____ 身高_____ 肥胖程度_____ 开始管理时间

日期	体重(公斤)	身高(厘米)	评价	饮食习惯			喜爱食品					生活习惯		运动			
				食量	进食速度	夜食	甜饮料	油炸食品	肉食	冰激凌	洋快餐	贪睡	户外活动	运动种类	运动强度	每天时间	每周频率
				大	快	有	多	多	多	多	多	有	多		高	≤15	≥5
				中	中		中	中	中	中	中		中		中	30	4
				少	慢	无	少	少	少	少	少	无	少		低	≥45	≤3

转归： 痊愈 好转（肥胖程度_____） 未愈（肥胖程度_____） 结案日期：_____

参 考 文 献

中国营养学会陈春明，葛可佑主编．2000．中国膳食营养指导［M］．北京：华夏出版社．

北京市卫生局，北京市健康教育所编著．1998．膳食指南［M］．北京：世界图书出版公司北京公司．

J. B. 恩琼斯，R. E. 劳克威尔．1988．食品营养与儿童［M］．张锦同，张亚云，译．北京：轻工业出版社

宋子成．2002．食物风险速查手册［M］．北京：中国文史出版社．

皮亚杰．1980．儿童心理学［M］．北京：商务印书馆．

关鸿羽．1995．心理素质教育［M］．成都：电子科技大学出版社．

H. B. 丹尼什著．1996．精神心理学［M］．陈一筠，译．北京：社会科学文献出版社．

唐锡麟．1985．儿童少年卫生学［M］．北京：人民卫生出版社．

杨锡强，等．2004．儿科学［M］．北京：人民卫生出版社．

李炳照，等．2009．实用临床儿科学［M］．北京：科学技术文献出版社．

方亦兵．2005．实用儿科医师处方手册［M］．北京：科学技术文献出版社．

北京市卫生局妇幼处，北京市妇幼保健所编．2002．北京市托儿所、幼儿园卫生保健工作常规［Z］．

北京妇幼保健院编著．2011．2011 年北京市托幼园所保健人员上岗培训教材［Z］．

陶春辉．1999．学会生存：中小学生 100 个为什么［M］．北京：中国青年出版社．

石大璞，杨明述．1985．儿童健康智力开发 300 问［M］．西安：未来出版社．

许美琳．2011．学前儿童教养指导手册［M］．北京：中央民族大学出版社．

作者简介

武长育，女，主治医师、营养师、高级经济师。持有《北京市红十字急救员师资》、《育婴师讲师》、《北京市托幼机构保健人员岗位培训合格证》等资格证书。

工作经验丰富，从医 40 余年，从事儿童、婴幼儿保健和健康教育工作长达 25 年。曾获得北京市、区级先进工作者奖励 19 项，并承担多项北京市教育科学规划重点课题科研工作。

曾在《中华预防医学》、《班主任》、《幼儿基础教育》、《妈咪宝贝》等杂志发表数十篇文章，并 9 次荣获国家级、市级、区级医学、儿童心理学科研论文奖。

栾琳，女，高级职称，清华大学研究生学历。持有北京《幼儿园园长资格证书》。

拥有丰富的北京民办幼儿园管理实践经验，在管理中特别关注幼儿园的卫生保健工作。认为，无论从老师、管理者角度，还是家长角度来说，幼儿教育活动的根本前提就是幼儿健康，包括幼儿的生理健康和心理健康。只有健康，孩子才能心情愉悦的进入游戏和学习的状态。由此，幼儿的健康是所有教育的基础，是和谐家庭社会的基本保证，幼儿的健康高于一切。

欢迎加入 QQ 群 68313647 "北京儿童保健群"，共同交流提高。